名老中医临床用药心得丛书

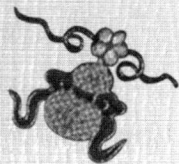

编著 ◇ 杨扶国

杨志一 杨扶国

用药心得十讲

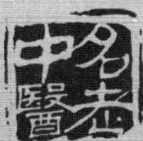

中国医药科技出版社

内 容 提 要

本书由杨志一之子杨扶国亲自编著而成，作者毫无保留地介绍了其父杨志一先生及自己毕生临证用药心得之精萃。共 10 讲，包括中药的临床应用、不同疾病的辨证用药、中药配伍、经方用药特色、临证验案等内容。全书言简意赅，理法方药俱全，适合中医院校师生及中医临床工作者阅读参考。

图书在版编目（CIP）数据

杨志一、杨扶国用药心得十讲/杨扶国编著 . —北京：中国医药科技出版社，2012.1
（名老中医临床用药心得丛书）
ISBN 978 - 7 - 5067 - 5228 - 2

Ⅰ. ①杨…　Ⅱ. ①杨…　Ⅲ. ①中药学：临床药学 - 经验　Ⅳ. ①R285.6

中国版本图书馆 CIP 数据核字（2011）第 224746 号

美术编辑　陈君杞
版式设计　郭小平

出版　中国医药科技出版社
地址　北京市海淀区文慧园北路甲 22 号
邮编　100082
电话　发行：010 - 62227427　邮购：010 - 62236938
网址　www.cmstp.com
规格　210 × 1020mm $^1/_{16}$
印张　8 $^1/_2$
字数　120 千字
版次　2012 年 1 月第 1 版
印次　2023 年 3 月第 3 次印刷
印刷　三河市百盛印装有限公司
经销　全国各地新华书店
书号　ISBN 978 - 7 - 5067 - 5228 - 2
定价　18.00 元
本社图书如存在印装质量问题请与本社联系调换

杨志一小传

　　杨志一，又名佩贤，江西省吉安县万福乡官溪村人，生于 1905 年，系宋代诗人杨万里后裔。杨氏幼时，因家道中落，生活贫苦，至 13 岁才发蒙读书，16 岁时，为减轻家庭负担，寄食就读于吉水外婆家，后又至上海舅舅徐元诰①家，并得徐资助，于 1922 年春进入上海中医专门学校学习，历时 5 年，于 1927 年春毕业。在校学习期间，由于资质聪慧，虚心好学，深得经方大家曹颖甫老中医赏识，三年级时，杨氏曾作《伤寒阳明证与温热阳明证异同论》一文，曹师评曰："原原本本，直如水银泻地，无孔不入，杰作也"，并推荐发表在当时的《中医杂志》15 期上。

　　杨氏从上海中医专门学校毕业后，旋即在上海开业行医。由于当时西风盛行，中医受到排斥打击，几乎有被国民党政府取缔废止的危险。杨氏于是和同学张赞臣、朱振声等于 1926 年组织《医界春秋》社，任编辑部主任，出版我国早期的中医药刊物——《医界春秋》，历时达 11 年之久，至 1937 年因抗战爆发而停刊。《医界春秋》除介绍中医药理论和临床知识外，还大声疾呼要发扬中医药，沟通中西医，宣传中医药的科学性，反击对中医药的攻击歧视，为争取中医药的社会地位和教育地位而努力奋斗。如他在《中医诊治之特长》一文中指出"大凡无论何种学术，其能力久而不败者，必自有不可磨灭之价值在，况关乎人命之医学乎？况保障人民垂数千年之中医乎？则其不可磨灭之处，应如何发挥之，精微特长之处，宜如何表扬之，似较其他尤为当务之急！"当时中医界的贤达名人，如张锡纯、曹颖甫、恽铁樵和章太炎等亦纷纷来稿，《医界春秋》因此而被誉为全国中医药界的"中流砥柱"、"医界曙光"。杨氏又于 1930 年和朱振声创办《幸福报》，继又主编《大众医报》（后改为《大众医学月刊》），宣传普及中医药知识，这是我国最早的中医药报纸之一。此外，杨氏在诊余还勤奋编著，出版发行《胃病研究》、《吐血与肺痨》、《四季传染病》、《精神病疗法》、《大众验方集》、《儿病须知》、《食物疗病常识》和《妇科经验良方》等中医药书籍近 20 种，海内争相购买，对提高中医药人员水平，推广中医药知识起到了促进作用，可以说，刚到而立之年，杨氏便成为国内中医药界的知名人士。20世纪 70 年代，台湾文光图书有限公司还重版了他的部分著作。

---

　　① 徐元诰：吉水人氏，生于 1885 年，早年毕业于日本早稻田大学，同盟会会员，道德文章均为世人所推崇，为 1947 年版《辞海》主编之一。

1938 年，抗日战争进一步展开，上海炮火纷飞，杨氏带全家回到江西吉安老家，先在家乡官溪村邻近的小镇吉水阜田安家，后又迁至吉安市，但也常至固江、阜田等乡镇出诊。由于疗效卓著，屡起重病沉疴，因而名噪庐陵。杨氏不仅有高明的医术，而且对医德极为重视，对唐代名医孙思邈提出的"行欲方而智欲圆，心欲小而胆欲大"的医德医术格言极为赞许。他的医疗作风朴实，态度严肃认真，不故弄玄虚，不吹牛许愿，他不开怪药偏药以炫耀自己的才能，不乱开贵药补药以取宠于患者，故常力挽重症而花费不大，深受贫苦患者的欢迎。杨氏处方用药力求简便验廉，体现了他高尚的医德。他不仅身体力行，而且在本科班、培训班讲课时也对此加以提倡强调，产生了很大的影响。

杨氏于 1953 年到南昌参加省中医实验院的筹建工作，成为全国最早建立的中医院的骨干医师，1958 年转入省中医药研究所，并任临床研究室主任，1961年加入中国共产党。从 20 世纪 50 年代开始，他长期参加血防工作。10 多年来，他上玉山，转丰城，赴波阳，下彭泽，踏湖口，深入农村疫区，奔波在血防第一线。当时中医药治疗血吸虫病多限于用验方逐水消肿，往往只能获得短期疗效。杨氏通过长期实践，认识到治疗血吸虫病同样离不开中医治病的基本规律——辨证论治，1960 年他在《几年来中医治疗血吸虫病的经验总结》一文中指出：治疗血吸虫病"从单方发展到复方，再从复方发展到全国的辨证论治，这是中医治疗研究血吸虫病的发展过程。1965 年 3 月，我省中医即开始提出了辨证论治的基本概念，即归纳为瘀热、湿浊、虚弱三种类型，以后并逐步发展提高，终于总结出六经分类的辨证论治的规律"。1961 年 11 月他撰写成《急慢性血吸血虫病的六经分类治疗》一文，作为江西省参加全国中西医结合研究工作会议资料之一。他总结出血吸虫病急性发热期病在表里阴阳之间，为邪正相争阶段，治疗以扶正祛邪为主；进入慢性期又纯为阴阳失调，为脏腑虚损阶段，治疗以调理阴阳为主。他这一套治疗方法，对省内外血防的中医药治疗工作，起到了一定的推动作用，在全国产生了较大影响。此外，他还对传染性肝炎、子宫颈癌、放射性直肠炎、膀胱炎以及泄泻、痢疾等，也都用六经辨证法进行治疗研究。这种广泛运用仲景法治疗杂病的钻研精神和灵活手段在中医药界还是比较罕见的。

总结先父的学术观点和临床经验，有以下几个特点。

一、重视六经辨证论治，先父数十年来，受其师曹颖甫的影响，对仲景著作深有研究，对柯韵伯所云"只在六经上求根本，不在诸病名目上寻枝叶"，深为赞许。他不仅对血吸虫病进行六经辨证用药，对传染性肝炎亦是如此，提出急性黄疸型属阳明湿热发黄，治在胃，用茵陈蒿汤；属太阴寒湿发黄，治在脾，用茵陈四逆汤。慢性无黄疸型，属太阴阳虚血弱用归芪建中汤，属厥阴阴虚血燥，用三甲复脉汤滋肾柔肝软坚，调理肝脾又用加味逍遥散。又如治疗子宫颈癌放射性直肠炎膀胱炎，属厥阴热痢，用白头翁加甘草阿胶汤，清肝热，养肝血；属厥阴痛泻用痛泻要方加味，扶土抑木，酸苦敛肝；属厥阴热泄用连梅饮加芍药甘草，养阴清热；属太阴兼少阴的寒利，用附子理中汤加味以温补脾胃；属少阳兼阳明下利，用升麻葛根汤，或芩芍汤加味，以清热调气行血。如肠伤寒，属于阳明湿温燥证，以大黄为主进行治疗，属太阴湿温阴证，以附子为主进行治疗，等等。像先父这样着力于六经辨证于临床应用的，在近代当属第一人。

二、善用喜用经方及成方。他认为历代不少医家一生的学术经验，往往就体现在方剂上，甚至一二张方剂上。因此他的临床病案体现了中医的大方大法，对后学颇有启发，而对单方验方研究不多，用得也少。如他用越婢汤治疗肾炎水肿，用补中益气汤治疗产后尿闭和内伤发热，用小青龙汤治疗小儿肺炎，用清脾饮和达原饮治疗湿热内困所致发热等。他还曾用黄芪建中汤加减治疗属于中医虚黄的溶血型黄疸，在国内属于首次，引起了中医药界的关注。

三、重视辨证论治，在辨证论治上下功夫。辨证论治是中医临床的灵魂，临床遣方用药离不开辨证论治。如他在研究胃及十二指肠溃疡时认为，一般医家多数从脾胃虚寒进行治疗，用黄芪建中汤，而他所见病例，多为胃痛放射到胁部，呕吐恶心，反酸嗳气，大便闭结，口唇黯，脉弦等，而少见到便溏，脉缓，唇舌俱淡等症，故提出肝寒犯胃为溃疡病重要证型，治用吴茱萸汤加味治疗。并提出《内经》所说呕吐泛酸皆属于热之论不具普遍性，溃疡病之泛酸乃因肝失疏泄，胃失和降，中阳不布，水液内停，酿成酸液，随胃气上逆而泛出，故用辛苦温的刚药吴茱萸之类，以达到"辛胜酸"的目的。

四、药味少，药量轻，以轻灵取胜。先父处方中药量都比较轻，药量也比较少，但能取到良好疗效，有四两拨千斤的功力。他用附子成人一般只用到10～18克，儿童则不超过10克，黄芪很少超过15克，一剂药的重量往往也只50克左右，如他治熊某妻表虚气喘，用桂枝加厚朴杏子汤，药只7味，药量才30来克（另有红枣4枚）；治刘某妊娠风水，用越婢加半夏加味施治，总药量只44克（另有红枣4枚），而能收到肿消病除的效果；治郑某风湿热，用麻黄苡甘汤加味治疗，总药量不超过50克，而能使患者热退身凉。其实历代名医用轻剂量治病者大有人在，如李东垣、叶天士等。近代老一辈名中医，如岳美中、蒲辅周等都强调用轻剂量。

由于杨氏理论造诣高，临床经验丰富，成为国内享有声誉的名老中医。杨氏还曾在江西中医进修学校和江西中医学院任教，由于讲课深入浅出，理论联系实际，深得同学好评。学生们对杨氏的评价是"杨老师朴实内向，轻言细语，慈眉善目，和蔼可亲，讲得有板有眼，来龙去脉，实实在在，确切实用"。

杨氏又极为虚心好学，20世纪30年代，上海有一中医儿科名医徐小圃，看病疗效极佳，享誉上海，认为小儿属稚阴稚阳之体，"邪气未除正气伤，可怜小草不耐霜"，治疗必须处处顾及阳气，广泛运用辛温解表、扶正祛邪、温培脾肾和潜阳育阴等法治疗小儿疾病。时值杨氏大儿扶华患湿温（肠伤寒），发热经久不退，经治无效，因而商诊于徐氏，徐氏处方数剂而热退病愈。杨氏深受启发，写信向徐氏请教，徐氏回信说："阁下学识宏博，经验丰富，而问道于盲，何其谦逊乃尔，诚近世吾道中不多得者。"后杨氏在徐氏启发下用温药治疗肠伤寒、小儿肺炎等病，亦卓有疗效。据《儿科心鉴》记载，徐氏原为多用寒凉药的温病学派，后因其嗣子患肠伤寒发热用寒凉清热药久治未见效果。在无可奈何的情况下，请祝味菊出诊，祝用附子等温热药起死回生。徐氏心悦诚服，转而为温阳派。而先父也因子病而求教于徐氏，学会了用温热药治疗肠伤寒和小儿肺炎等。这真是近代中医史上的一段佳话。

杨氏为人诚实正直，对患者热情和蔼。他具有锲而不舍，勤奋钻研的精神，往往日间应诊或工作，晚间则挑灯夜读，或精心著述，很少间断。杨氏被同事誉为具有仁者作风，"仁者寿"，他应该长寿是同事们的共同看法和心愿。不料1966 年下半年，他到湖口血防第一线工作，不幸身染重病，经抢救无效而于12 月 9 日与世长辞。杨氏当时才年过花甲，噩耗传来，同事、朋友及学生均为震惊悲痛。

杨之夫人曾淑贞，吉水人氏，1959 年因患糖尿病而逝世。生有三男：扶华、扶国、扶道，五女：扶芝、扶兰、扶莲、扶蕙、扶萍。二儿扶国 1962 年毕业于广州中医学院（现广州中医药大学），毕业后在江西中医学院工作。为江西中医学院教授、硕士生导师，曾任江西中医学院院长长达 13 年之久。杨氏生前发表中医药论文数十篇，扶国将其整理精选成《杨志一医论医案集》，由人民卫生出版社 1981 年 12 月出版，后又编著《中国百年百名中医临床家丛书——杨志一》一书，由中国中医药出版社于 2001 年 8 月出版。

杨扶国小传

　　杨扶国，1936 年生于上海，1938 年因沪上抗战爆发，随父杨志一返回老家——江西省吉安县万福乡官溪村，幼时在官溪读私塾数年，1945 年抗战胜利，至吉安市就读于吉安师范附小，1950 年考入白鹭州中学，1956 年高中毕业，并于同年高考入读广州中医学院（现广州中医药大学），1962 年毕业并分配至江西中医学院工作，1979 年晋升为讲师，并加入中国共产党，1981 年任江西中医学院教务处副处长，1982 年晋升为副教授，1983 年任江西中医学院院长，直至1996 年退位。1989 年晋升为教授，1992 年获国务院特殊津贴，并曾多次应邀赴国外讲学，获高度评价，为推动和振兴中医药事业作出了贡献。

　　早在大学读书期间，先生即深入钻研中医理论，并有独到见解。待出茅庐的先生在大学毕业的论文中，便总结了脾胃的性能及特点，指出脾胃学说是中医学理论重要的一环，是贯穿理论到临床各方面的一条主线。文中第一论述脾胃与燥湿的关系；脾体阴而用阳，脾以阳气用事而主运化，脾阳健则能运，故喜温燥而忌阴湿；胃虽属阳而主受纳，胃阴充才能纳，故喜柔润而忌燥烈。故脾胃之喜恶，仍由其脾运胃纳的本身功能所决定。第二论述脾胃的升降枢机。人体阴阳清浊之升降中，清阳之升，实乃脾气之升，浊阴之降，实乃胃气之降，即脾主升清，胃主降浊。而且脾胃升降是人体气血脏腑升降的枢纽，影响到肝胆心肺等脏腑的升降。第三论述脾胃虚实转机，阳明胃为实，因胃主受纳，且阳明多气多血，饮食停滞则为实为满。脾为胃化生水谷行津液，健运只恐不及而难有太过，故为病常为虚为损，前人所云"实则阳明，虚则太阴"，确为精辟之论。几十年后，观如今研究脾胃理论的文章层出不穷，但大多离不开先生所论脾喜燥胃喜润，脾主运化胃主受纳，脾主升清胃主降浊，脾病多虚胃病多实等观点。

　　先生出身于中医世家，其先父杨志一为名老中医，由于家学渊源，其父的学术思想、医疗经验与医德风范，对其漫长的医教生涯影响较大，他子继父业，精通于《金匮要略》和中医内科的教学、研究与医疗，学问渊博，功力深厚，因此而享有盛名。如先生根据《金匮要略》"腰以下肿，当利小便，腰以上肿，当发汗乃愈"的水肿治疗方法，强调水肿当从肺治，用宣肺利水、宣上窍利下窍的方法利水消肿，在五皮饮、五苓散的基础上加桔梗杏仁，制成宣肺利水饮，在吉安治愈多名肾炎水肿病人，一时传为佳话。后此方发表在《新中医》杂志，也得到了临床重复使用，取到显效的反馈报道。

中医治病强调辨证，这也是中医的特色，不同的病因证不同而治不同，这称为同病异治；不同的病，如果证相同，其治疗也就相同，这称为异病同治。先生于此颇有造诣。如进行性肌营养不良一病，目前治无良法。先生治一此患者，前一阶段表现为肌肉萎软，行动困难，身上有多处瘀斑，因而诊为气虚血瘀之痿证，用益气化瘀的补阳还五汤治疗，取得较好疗效；第二阶段患者气短心悸，寸脉沉弱，其证已转为中气不足，心阳不振，证变则治亦变，又改用补中益气汤加桂枝等，补气健脾，扶阳化瘀，因而取得了进一步疗效。患者治后三十年来，始终健康如常人。

中医学把汉代张仲景所著《伤寒论》和《金匮要略》两书中的方剂称为经方，经方历经两千来年，如今仍为临床常用方剂，并能取得显著疗效。先生既然多年从事金匮的教学和研究工作，也就善于运用经方。如用茵陈蒿汤和茵陈五苓散治疗黄疸，用白虎加桂枝汤治疗风湿性关节炎（热痹），用柴胡加龙骨牡蛎汤治疗失眠，用甘麦大枣汤合百合地黄汤治疗更年期综合征、神经官能症，用越婢汤治疗肾炎水肿，用白虎加人参汤治疗糖尿病，用当归四逆汤合黄芪桂枝五物汤治疗寒痹、血痹，用当归芍药散治疗妇科疾病，用肾气丸治疗各种肾虚病证，用葛根芩连汤治疗三叉神经痛等，均有较好疗效。

先生在教学医疗过程中，不仅不断钻研传统文献和基础理论，而且能注重临床进展，把握临床发展方向，因此其教学不仅理论发挥透彻，而且紧密结合临床实际，内容丰富而生动。如中医将气血运行不畅，局部血流停滞，以及各种肿块称为瘀血，瘀血的治疗方法为活血化瘀。先生早在20世纪70年代就注意到了活血化瘀一法在临床各科的运用，在全国率先撰写了多篇活血化瘀法的综述和评述，并总结出活血化瘀、破血逐瘀、凉血活血、温经活血、理气活血、散瘀止痛、活血通络、软坚散瘀、补血化瘀、补血活血等治瘀方法，推动了这一治法在临床各科的发展和应用，推动了中医药界对瘀血的重视和研究。又如发热症，由感受外邪引起的为外感发热，而因脏腑功能失调，气血阴阳亏损引起的称为内伤发热。先生对内伤发热等深有研究，颇有心得，并就数十年来对内伤发热的临床报道及理论研究进行了总结和评述，开内伤发热研究之先河，如他认为气虚发热，是指因过度疲劳，中气中阳损伤，虚则不能内敛而外越，因而出现发热，治用温中益气的黄芪建中汤或补中益气汤，则阳气健而能固守于内，浮热内敛而发热自退。先生还将内伤发热写进了中医学院中医内科本科教材中，填补了内科教材的空白。

先生在江西中医学任院长期间，清正廉洁，深入实际，广开言路，发扬民主，强调政策留人，事业留人，感情留人，团结全体教职员工为培养中医药合格人才而努力奋斗，因而学院培养学生质量之高，考取研究生数之多，都居全国前列。在此期间学院一手抓合格人材培养，一手抓经济自我发展，对学院附属制药厂——江中制药厂进行改革，大胆放权，使该厂生产连年翻番，从一个濒临破产的小药厂成为年产超亿元的全国闻名的大药厂，江西中医学院因而成全国教学科研和生产相结合突出典型，江中制药厂成为校办工厂的一面旗帜。

先生在教学医疗及管理工作之余，勤于写作和著述，先后发表《脾胃性能初探》、《试论金匮要略若干特点》、《谈谈中医治肝十二法》、《金匮和伤寒论异同谈》、《试论水气治水、水气治气和水气治血》、《从医学模式的变化看中医药学及其发展》、《谈寒热同现证候的辨证论治》、《内伤发热和低热的病因证治》等中医药论文五十多篇，在国内外都有较大影响。

先生还主编了《百年百名中医临床家——杨志一》、《中医藏象与临床》等书，获得了好评和奖项。先生还先后担任了江西省政协常委，江西决策咨询委员会常委，江西中医药学会会长，中华全国中医药学理事，全国及江西新药评审委员会委员等职。

（齐　南）

目　录

第一讲

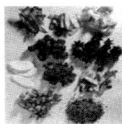

急慢性血吸虫病的六经辨证用药

先父于 20 世纪 50～60 年代期间，开展了中医药治疗血吸虫病的治疗和科研工作，在不断摸索和逐步深入探讨的过程中，总结出了用六经分类治疗急慢性血吸虫病，重点是慢性血吸虫病的一些规律和经验，现介绍出来以供中医药人员，尤其是广大血防工作者参考。

一、六经和杂病

六经为三阳三阴的总称。太阳、少阳和阳明称为三阳，指在表在腑，病多属实；太阴、厥阴和少阴称为三阴，指在里在脏，病多属虚。阴阳相互维系，脏与腑相为表里，故六经实为阴阳脏腑表里的总的概括。因此，我们认为脏腑经络，营卫气血，等等，无不包括于六经之中，在人体自然形成一个独特的完整体系。我国最早的一部医书《内经》中，开始了运用六经概括热病过程的证候分类，以及痹证和疟疾等疾病的分类，汉·张仲景《伤寒论》，以六经辨证为纲，论治伤寒病的变化，系在《内经》基础上发展起来。清代汪琥在《伤寒论辨证广注》中指出："《内经》热病一篇，乃伤寒之根本也，张仲景著《伤寒论》，其六经传变，即从此篇之文而推广之。"说明六经学说导源于《内经》，而发展运用于仲景《伤寒论》。

需要特别指出的是六经辨证施治规律，不仅适用于伤寒，也适用于杂病。柯韵伯在《伤寒来苏集》中有句名言，"只在六经上求根本，不在诸病名目上寻枝叶"，这是为广大中医界所熟悉和公认的，他还进一步指出："原夫仲景之六经，为百病立法，不专为伤寒一种，伤寒杂病，治无二理。"这就是说，六经不是专为伤寒立法，而是各种疾病的分类方法也是各种病证的治疗通则。关于运用伤寒六经方法治疗杂病的例子，在古今医案和各种期刊上比比皆是，举不胜举，为了说明问题，我们还是举出清代徐玉台《医学举要》中总结用伤寒之法治疗各种杂病的一段话，这段话虽然比较长，但概括性很强，文字写得颇为精彩，还是好读好记的。徐氏指出："凡病不外六经，精于伤寒法，乃可通治杂病。盖杂病之规矩准绳，已毕俱于伤寒中也。如虚损之证，保阴液则复脉宜投，护阳气则建中是赖；痰饮之证，开太阳则青龙有效，摄少阴则真武多功。中风风痹等证，桂枝汤之加减，俱见神奇；中寒寒厥等证，四逆辈之裁成，皆堪贵重。温热以黄芩为主，取其酸苦坚阴；暑以白虎加参，借其甘寒制火。湿证宜发汗利水，而麻黄五苓，当增味以取效；燥证宜养血益阴，而胶连复脉，可节录以见长。噎膈忌用辛香，惟泻心汤可开可降；关格忌投劫夺，惟黄连汤能降能升。血证破瘀，在上则大黄黄连泻心汤，在下则桃仁承气抵当汤，而复脉尤滋阴调血之圣剂；水证攻邪，在表则青龙及越婢汤，在内则大陷胸与十枣汤，而真武尤温经利水之良方。消渴之证，太阳则五苓文蛤，阳明则白虎猪苓。哮喘之证，兼寒则桂枝朴杏，兼热则麻杏甘膏。疸证腹满而呕，仍取柴胡；小便自利，仍取建中；而谷疸始专事乎茵陈。疟证调和营卫，不离桂枝；开发腠理，不离柴胡；而温疟则借材于白虎。泻痢诸证，乌梅丸为寒热兼投之剂；而暴注下迫，则白头翁猪苓猪肤葛根黄芩黄连汤是也；至若白通通脉桃花等剂，又治阴寒下利者也。呕吐诸证，小柴胡为表里兼解之方；而虚阳上逆，则五苓散竹叶石膏汤黄芩半夏生姜汤是也；至若吴萸四逆理中等剂，又治中虚作呕者矣。多汗有白虎桂枝四逆，不寐有猪苓栀豉胶连。大便闭则承气脾约蜜煎是也，小便闭则五苓猪苓茵陈是也。妇人热入血室，阳明受邪，少阳乘之，与丈夫异者，故另立规条也，小儿寒中阴经，太阴最多，厥阴间有与大人同者，即共此方法也。即悟微旨于伤寒之中，自得妙法于伤寒之外，更参金匮，如逢故我，岂有异致哉。"这里谈的还只是运用伤寒方药治疗杂病的情况，在临床实践中，我们运用六经辨证法则治疗疾病，还需要补充后世的一些方药，如果做不到这一点，那对六经学说的发展应用还是有限的。

二、血吸虫病的六经辨证

我们认为，血吸虫病的发展过程，由经络而入脏腑，由早期进入慢性期，病情变化，错综复杂，决非一般杂病可比拟，更不是一方一药所能通治，关键在于寻找出它的发病、传变和治疗规律。如急性血吸虫病多有发热，开始阶段，我们从一般规律出发，认为急性血吸虫病以三阳为主，而晚期以三阴居多。通过不断实践，我们重新认识到，血吸虫病多由湿邪下受，脾胃受伤而起，故在急性期除常出现不规则的发热外，常伴有恶心呕吐，大便溏泻，食欲不振，四肢沉重乏力等，显为太阴受病。或兼阳明，则壮热脉数，口渴喜热饮；或兼少阳，则寒热往来似疟，口苦舌黄，脉弦而濡。更有壮热日夜不息，身不恶寒，自汗，肢体疲乏，少气懒言，口中和，脉象虚数，则纯为太阴虚热之证。故我们认为血吸虫病的发热，不同于一般热性病，晚期发热固多从三阴而来，就是早期发热亦必涉及三阴经（主要是太阴），纵有三阳经证存在，亦必须联系三阴经来考虑。这与《伤寒论》中，伤寒病始于太阳，终于少阴（一说厥阴）者有所不同。

血吸虫病进入慢性期，则已由经络而深入脏腑，主要病变为肝脾肿大，腹水形成，或并发黄疸。童年即感染血吸虫病，因血瘀气滞，经络阻塞，进而脾不散精，肾少收藏，不能充养形体百骸，最后成为侏儒症等。在血防工作的开始阶段，我们将晚期血吸虫病归纳为三型：第一为湿浊型，第二为瘀热型，第三为虚弱型。然后再通过反复的临床实践，认识到这三种类型只着眼于病因方面，却不能说明病位，病机的具体情况，又结合经络测定仪的对照观察，认识到湿浊的发病机制在太阴，瘀热在厥阴，而虚弱则在少阴。并且明确指出：以面色萎黄，肢腹肿满，食少腹胀，大便溏，舌苔浊腻，脉缓软为太阴湿浊型的典型症状；以面色苍黄或暗紫，腹胀满而急，青筋暴露，肌肤甲错，舌有紫斑或瘀点，舌苔黄，脉弦或弦数等，为厥阴瘀热型的典型症状；以面色苍白或黧黑，腹满而软，足跗肿，形体枯瘦或矮小，唇舌淡白，苔白润，脉沉细等，为少阴虚弱型的典型症状。因此，我们在原有基础上进行了以六经为中心的分类方法，着重在六经分经论治，主要是着眼于脏腑经络的本质变化，与针灸循经取穴的意义相同。然在六经之间，其症候往往是交叉出现，常不是单纯的某一经为病，这就要求我们分清主次，或单刀直入只治主经，或权衡轻重兼治次经，这在血吸虫病医案中，可以看到这个例子。

关于血吸虫病的发病机制，尚未得出统一意见，从五脏生克来看，本病的发病机制在于肝病传脾。然从临床所见，在发病初期又往往不是出现厥阴肝经症状，而从太阴脾经开始。进入慢性期，亦由太阴而厥阴，最后损及少阴。我们初步体会，本病系湿邪下受，太阴受病，脾胃先伤，然后木乘土位，中运无权，因而形成了肝病传脾的局面，这也说明了肝脾之间的互传关系。至于患者后期，则不仅是肝脾的关系，主要是涉及少阴的问题。少阴属肾，而肾为水火之脏，如脾肾阳虚，火不生土，多从寒化；肝肾阴虚，水不涵木，多从热化，甚至陷入阴阳枯竭的地步。至于腹水的产生，则和脾虚失运水湿停留，肾阳不足不能化气利水，厥阴停瘀水血互结三个方面有关。痞块的形成，则主要是肝经瘀血结聚；而脾胃为营卫之源，脾胃虚弱则营卫通调运行失常，气血瘀滞亦可成为痞块；至于肾阳虚、阴寒内凝是否亦和痞块有联系，则有待于进一步研究。而黄疸则和太阴寒湿蕴结，厥阴瘀热，肝胆不利，以及湿浊结于下焦分不开。以上只是就血吸虫病的临床表现和治疗情况得出的初步意见，尚须在临床上进一步观察摸索。

三、血吸虫病的分经论治

一般而言，三阳经居表，是一个邪实的局面；三阴经居里，系一个正虚的局面。阳经属实，阴经属虚，实则传表，虚则传里，这是整个六经的传变规律，也是血吸虫病传变规律。血吸虫病急性发热阶段，病在阴阳表里之间，为邪正相争阶段，进入慢性期又转为阴阳失调阶段，在不同阶段，其治疗也就有所不同。在急性发热期以扶正祛邪为主，如见太阴兼阳明之证，用达原饮以透太阴之湿，清阳明之热；或见太阴兼见少阳之证，用清脾饮以清理太阴和解少阳；或见太阴虚热之证，用补中益气汤或黄芪建中汤以甘温退热。这种用药手法，完全着眼于六经受病的本质上，而不为高热的表面现象所迷惑，倘脱离了分经论治的原则，专用苦寒清热或白虎清降之剂，则为无的放矢，必致偾事。

慢性血吸虫病的治疗，则以调理阴阳为主，其中又分运脾、温肾和柔肝三个大法，这是针对腹水，虚弱和痞块而来的。治水莫离太阴，以运脾为主，补土即所以利水；治虚莫离少阴，以温肾为主，补火即所以生土；治瘀莫离厥阴，以柔肝为主，柔肝即所以消痞。但在运用时又必须注意到三阴相兼之证，如火不生土，即有少阴兼太阴，宜取补火生土法；脾虚肝旺，则有太阴兼厥阴，宜取补土泻木法；更有少阴兼厥阴，为肝肾两虚之证，又当滋水涵木，此皆《内经》"治病必求其本"之意。具体说来，主要又辨别以下若干种不同情况进行治疗：①太阴停水，用实脾饮为主以温运行水；②少阴停水，主要用禹余粮丸，或金匮肾气丸以温肾利水；③厥阴停水，属于水血互结者，主要用调荣饮化瘀利水，若水热互结又可用葶苈丸；④脾肾阳虚停水，用附桂理中汤以温补脾肾；⑤肝脾肿大，而太阴症状较突出者，用黄芪建中汤补脾理肝助通营卫，兼有腹水者，又当用运脾丸；⑥肝脾肿大，而厥阴瘀血证状突出者，用柔肝丸化瘀柔肝，或用大黄䗪虫丸缓中补虚；⑦少阴虚弱之证，甚则成为侏儒症者，治用温肾丸，或用龟鹿二仙胶合紫河车，以温肾扶元；⑧太阴兼少阴寒湿发黄，治用茵陈四逆汤温阳化湿，而属湿浊内结成黑疸者，又当用硝石矾石散；⑨厥阴瘀热发黄，治用茵陈蒿汤，或丹栀逍遥散加茵陈以疏肝利胆，清利湿热。在消痞方面，我们在后期体会到，以归芪建中丸调补肝脾，助通营卫，效果较好，且较能巩固。患者服后，精神食欲倍增，心悸失眠、头眩盗汗等症，往往迅速消除，从化验检查来看，肝脾功能亦有显著改善，血象好转，较诸一般消痞剂为优，不仅患者乐于接受，亦为锑剂治疗创造了条件。此外，还外贴消痞膏，内外结合，促使痞块软化缩小。消水方面，属于厥阴腹水而有瘀血者，调荣饮还是一个好方子，我们曾经临床重点观察此型患者6例，均用调荣饮治疗，除2例结合西医治疗外，其余4例，一方到底，6例均在短期内腹肿全消，奏效颇快。

我们现在以六经和发热、腹水、痞块、黄疸及侏儒症等为纲，将急慢性血吸虫病的辨证施治规律列表归纳于下（见表1）。

表1　六经分型施治血吸虫病归纳表

六经分类	症候	病因	主要症状	立法	主方	辅助方
太阴兼少阳	发热	湿遏热伏	寒热往来，口苦舌黄，恶心食少，身重便溏，脉象弦缓	透达太阴，和解少阳	清脾饮	柴平汤
太阴兼阳明	发热	湿遏热伏	高热不退，恶心食少，身重便溏，口渴喜饮，苔边白中黄而腻，脉数	透达太阴，清阳明之热	达原饮	
太阴	发热	脾气虚弱	发热不退，自汗，肢体疲乏，少气懒言，口中和，食少，脉象虚数	甘温退热	补中益气汤	黄芪建中汤
太阴	腹水浮肿	水湿内盛	面色萎黄，腹满而软，食后腹胀，便溏食少，小便不利，舌淡苔白，脉象沉细	温运行水	实脾饮	王氏厚朴散
太阴兼厥阴	腹水痞块	瘀浊凝结	肝脾肿大，腹胀有水，面黄肢瘦，食少便溏，舌淡苔白，脉细缓或弦缓	温运行瘀	运脾丸	茴香消痞丸

六经分类	症候	病因	主要症状	立法	主方	辅助方
太阴	痞块	肝病传脾中阳失运	肝脾肿大，面黄肢倦，食少腹胀或不胀（已无腹水），脉弦缓，舌淡苔白	建中实脾调和营卫	归芪建中丸	鳖甲煎丸
厥阴兼太阴	腹水	水血互结	面色苍黄或暗紫，腹胀绷急，青筋显露，下肢赤肿，肌肤甲错，舌紫脉弦	消瘀行水	调荣饮	柔肝丸合甘遂
厥阴兼太阴	腹水	水热互结	面色苍黄，颧赤，腹大而急，口苦口干，舌红苔黄，溺短赤，脉弦数	清热行水	葶苈丸	宜加清热利湿药
厥阴	痞块	干血内结	肝脾肿大，两目黯黑，肌肤甲错，大便结而黑，溺黄，唇舌紫黯，脉弦涩	养肝消瘀	柔肝丸	大黄䗪虫丸
厥阴	黄疸	瘀热蕴结	面目俱黄，发热便结，腹中痞块，溺黄不利，口苦舌黄，脉弦数	清利肝胆	茵陈蒿汤	丹栀逍遥散加茵陈
少阴	腹水	阳虚停水	面色苍白，腹胀而满，足跗肿，怯寒肢冷，便溏溺清，舌淡白、脉沉细	温肾利水	禹余粮丸	附桂理中丸、金匮肾气丸
少阴	侏儒	阴阳虚损	身躯矮小，第二性征缺乏，萎黄贫血，少气懒言，或有痞块，舌淡苔白，脉沉细	温阳扶元	温肾丸，金匮肾气丸	龟鹿二仙胶合紫河车
太阴兼少阴	黄疸	寒湿郁遏	面目晦黄或黯黑，怯寒畏冷，舌淡不渴，溺黄不利，大便溏，脉沉细	温阳化湿	茵陈四逆汤	茵陈胃苓汤、硝石矾石散

从疾病的预后来看，我们初步观察，认为凡属太阴型或厥阴型者，为肝脾失调阶段，此时肾元未败，患者精神食欲尚好，治疗尚可奏效。至于太阴兼少阴，或厥阴兼少阴，则为阴阳虚损阶段，此时肾元衰败，患者食欲、精神不振，丧失劳动能力，治疗就比较困难。其中一属阳虚，即太阴兼少阴型，多见一派虚寒现象，如肢体肿满、泄泻、手足冷、脉微细等，倘能及时投以大剂温补元阳之剂，尚可能奏效；一属阴竭，即厥阴兼少阴型，病从热化，逆传心包，多见神昏谵语、腹胀满绷急、大小便不利、舌尖红，甚至呃逆等危候，最为难治。对这一转归问题，可用六经中的开、合、枢原理来阐明，即太阴为开、厥阴为合、少阴为枢，枢可以转开，亦可以转合。本病之顺逆转归，问题在于枢机的开合。程门雪曾对水肿病的顺逆指出"肾水泛滥，横逆脾土，是从开的一面，还是逆中之顺；而当内陷心包，煽动肝风，病转厥阴，是从合的一面，即逆中之逆"（见1959年10月《中医杂志》）。由此可见，晚期血吸虫病肝硬化腹水虽与水肿受病不同，而阳虚与阴竭之最后转归，却无二致。更可体会到六经开、合、枢的理论，不是专指某一种疾病而言，它是前人从多种疾病反复实践中得出来的经验，有进一步探讨的价值。

总之，血吸虫病由经络而犯及脏腑，引起了经络阻塞，气血凝滞，阴阳脏腑功能失调等一系列的病理变化。六经分类是从整体出发，着重于治本，在急性期以扶正祛邪为主，慢性期则以调理阴阳为主。其治疗规律，莫过于六经论治，便邪去正复，阴阳协调，从而达到疾病治愈的目的。

四、方药介绍

本文所列方剂，有的是常用方剂，可在一般方书中查找，有的是验方和临床少用方剂，为便于读者查阅应用，现将后一部分方剂录出于下。

1. 运脾丸（原江西中医药研究所方）

北芪150克，西党参、茯苓各120克，焦白术、苍术、附片、黑姜、当归、广皮、川朴、椒目、三棱（醋炒）、莪术（醋炒）各90克，丁香30克。共研细末，炼蜜为丸，如梧桐大，每日2～3次，每10～12克，开水送服，1～2月为疗程，孕妇忌服。

2. 温肾丸（原江西中医药研究所方）

附片250克，肉桂125克，黄芪500克，当归250克，白术375克。共研细末，炼蜜为丸，如梧桐子大，每日 2～3 次，每次 10 克，开水送服，疗程 1～2 月。

3. 柔肝丸（原江西中医药研究所方）

当归、丹参各 15 克，赤芍、桃仁、五灵脂、郁金各 10 克，莪术（醋炒）、炒水蛭、炒甲珠各 7 克，酥鳖鱼 15 克，桂枝、大黄各 5 克，共研细末，炼蜜为丸，如梧桐子大，每日 2～3 次，每次 10 克，开水送服，1～2 次为 1 疗程，孕妇忌服。

4. 厚朴散（《王旭高医案》）

川厚朴（姜汁炒）、枳壳（巴豆 7 粒同炒黄，去巴豆）、木香、青皮（醋炒）、陈皮（盐炒）、甘遂（面裹煨）、大戟、干姜（炒黄）各 10 克，共研细末，每服 3 克，用砂仁、车前子泡汤调下。王氏认为本方为治癖块散大成臌之妙剂。

5. 禹余粮丸（《三因极一病证方论》）

禹余粮 90 克，蛇含石 90 克，针砂 90 克，羌活、木香、茯苓、川芎、牛膝、桂心、白豆蔻、大茴香、莪术、附子、干姜、青皮、三棱、白蒺藜、当归各 15 克。共研细末，制如梧桐子大，每服 30～50 丸。主治水气、臌胀、脚膝肿、上气喘满、小便不利。

6. 葶苈丸（《兰台轨范》）

葶苈子 15 克，牵牛子、泽漆叶（可改作泽泻）、海藻、昆布（均洗去盐炒）、炙桑根白皮、熬甘遂、椒目、郁李仁各 0.9 克，桂心 0.3 克。共为末，蜜丸，梧桐子大，一服 15 丸，日再加至 20 丸。主治水肿及脚并肿。

7. 茴香消痞丸（苏州地区验方）

五灵脂 15 克，阿魏（面裹煨）15 克，桃仁 60 克，醋制三棱 60 克，槟榔 30 克，醋制莪术 15 克，炒小茴香 15 克，醋炒芫花 30 克，肉桂 15 克，胡黄连 15 克，针砂（醋煅红飞透）30 克，没药 15 克，当归 15 克，大黄 10 克，禹余粮（醋淬水飞）30 克，蜈蚣 12 条（去头足），芦荟（化水）15 克，芫荑 15 克，青皮 15 克。上药为末，用猪肝半具，巴豆 30 粒炒压去油，入猪肝内，好醋 250 克，煮烂熬干，再将药末同捣烂，加麝香 0.7 克，火糊为丸，如绿豆大。每天饭后服 1 次，每次 3 克，30 天为 1 疗程，适用于血吸虫病晚期肝脾肿大而腹水较轻者，有软肝、消痞作用。孕妇忌用。

8. 消痞膏（上饶县血防站验方）

生鳖甲 180 克，巴豆仁 30 克，生草乌 120 克（研末），山蜇 120 克（研末），白芷 30 克（研末），细辛 90 克（研末），广丹 300 克。用麻油 1 千克入锅内，先放鳖甲、巴豆同煎，煎药焦为度，去渣滤净，再煎油至滴水成珠不散，乃离火下广丹，再下草乌末调匀，至半冷时，再下山蜇、白芷、细辛末，搅匀备用。用时量痞块之大小摊好，外加樟脑、山蜇末适量，并先用酒精、生姜将痞块处擦过，后将此膏贴上，每隔 3～5 天加膏药与樟脑适量，疗程 1～2 月。此膏可配合内服药外用，亦可单独用，安全有效而无副作用。

五、验案举例

1. 寒热似疟

某医院住院患者郑某，男性，25 岁。因患急性血吸虫病而入院治疗。患者畏寒发热，兼有咳嗽，已 20 多天。体检呈急性病容，心脏无异常，两肺有散在性湿性啰音，以左下为显著，无触痛，脾未扪及。曾采用锑剂 20 天疗法，注射至 17 天，患者持续发热，多汗，咳嗽加剧，食欲不振，精神疲乏，乃停用锑剂，改请中医会诊治疗。诊得患者壮热（体温 39.2℃）多汗，微恶寒，发无定时，头眩口苦，不作渴，呕恶不欲食，咳嗽吐白痰，面色萎黄，舌白中黄，脉弦数。认为病在太阴兼少阳，拟清脾饮加味：柴胡 10 克，前胡 7 克，青皮 5 克，厚朴 5 克，法半夏 7 克，黄芩 7 克，云苓 10 克，白术 7 克，乌梅 5 克，生姜 5 克，红枣 4 枚，炙甘草 3 克。连服 4 剂，热退汗止，咳嗽减轻，但觉头眩乏力，胃纳不健，再以补中益气汤调理收功。

【按】清脾饮出自《妇人良方》，其适应证为妊妇疟疾，热多寒少，口苦咽干，小便赤涩，脉来弦数。从六经来分析，系为少阳痰热夹太阴脾湿为患。因其能清少阳而顾及于脾，故名清脾饮。本病见寒热发无定时，口苦，头眩，脉弦等少阳症状；同时又见面色萎黄，呕恶不欲食，咳吐白痰等太阴症状。故其病虽不属疟疾，亦以清脾饮收功。中医学强调辨证施治，也不放弃辨病施治，如疟疾、痢疾、麻疹和破伤风等，都为病名，但毕竟是以辨证施治为主。又，一般方书均云清脾饮出自《济生方》，实误。

2. 肝经瘀热

某血防站晚期血吸血虫病患者邵某，女性，39 岁。患者高度腹水，小便不利，腹部胀闷不舒，饮食日少，肝脾肿大，并有压痛。前医给服王氏厚朴散7剂，小便仍少，大便仍解而不畅，反增胀满难受，腹围不减或减不足言，后又改用东垣中满分清丸，亦无效。先父应邀会诊，诊得患者面色苍黄，口唇黯黑，腹胀而急，青筋暴露，脉象弦细，舌质红，苔黄，大便泄而不畅，小便短黄灼热。诊为肝经瘀热作胀，即改用外台葶苈丸，改丸剂为汤剂：葶苈子3克，桑白皮7克，海藻5克，昆布5克，椒目3克，泽泻（原作泽漆叶）7克，牵牛子10克，郁李仁10克，煨甘遂末1克（冲服），肉桂末1.5克（冲服）。本方功能泻肺利水，清热软肝。药后小便畅利，大便仍泄泻，日数次，后小便利而无腹泻，服至18剂，腹水完全消失，转锑剂治疗。

【按】本患者高度腹水，且见口唇黯黑、青筋暴露等症状，不仅气分受病，而且病邪深入到血分，故用一般清热化湿利水之剂不见效。外台葶苈丸用葶苈、桑白皮泻肺行水；海藻、昆布软坚散结；椒目、泽泻配肉桂，不仅能通阳利水，且能入血分活血行血；黑丑、甘遂通利二便以逐水。诸药相合，故能使顽固腹水完全消失。

3. 心肾阳虚，水血停留

虞某，男性，35岁。患者经常接触疫水，肝脾肿大，且已形成轻度腹水，不适合注射锑剂，乃转中医治疗。

检查：发育中等，营养不良，腹围平脐84厘米，脾肿乳中线9.5厘米，肝肿剑突下3.5厘米。血常规检查：红细胞3.15×10^{12}/升，白细胞4×10^{9}/升，血红蛋白5.5克。

中医诊察：患者面色萎黄，腹部胀满，食后尤甚；大便滑泄，甚则失禁，日夜10余次，每次泻时，必先腹痛，泻后痛止；四肢乏力，背心发冷，膝下浮肿，舌淡不渴，脉象细缓。初步印象：脾阳失运，水血停留，属于太阴型。

治疗经过：初期实脾饮加肉桂，日1剂。配服运脾丸，每日3次，每次10克，连服13天。腹围虽缩小4厘米，但大便滑泄、腹痛及背冷等症未除。用经络测定仪进行检查，发现心肾经通电指数偏低，且不平衡，肝、肺经指数亦偏低，结合当时临床表现，认为证属心肾阳虚、水血停留，属于少阴型而非太阴型。改服温肾丸，每日2~3次，每次18克，连服12天。诸症显著好转，背冷脚肿完全消失，腹围平脐75厘米，脾肿乳中线8厘米，肝脏未扪及，红细胞3.56×10^{12}/升，白细胞6.4×10^{9}/升，食欲增加，精神振作，因而改用锑剂进行治疗，完成疗程而出院。

4. 脾肾阳虚，气虚下陷

李某，男性，38岁。因患晚期血吸虫病，已形成腹水，而入院进行治疗。

检查：发育、营养中等，腹围平脐78厘米，腹壁紧张，肝、脾触诊不清楚。血常规检查：红细胞3.1×10^{12}/升，白细胞5.3×10^{9}/升。

中医诊察：面色萎黄，舌苔白润，下肢浮肿，呼吸缓和，少气懒言，食后腹胀，大便完谷不化，脱肛，小便余沥，夜寐盗汗，脉细缓。初步印象：脾肾阳虚，水湿停留，属于太阴兼少阴型。

治疗经过：初服防己茯苓汤5剂，腹胀未减、脚肿稍消，改用实脾饮加味15剂，配合金匮肾气丸。脘腹胀痛消失，盗汗停止，两脚浮肿未尽消，且脱肛如前，精神仍极萎靡。经用经络测定仪检查，发现肺经及大肠经指数偏低而不平衡，改用补中益气汤12剂，腹水及下肢浮肿全消，精神、食欲、脱肛均显著好转。再做经络测定，肺、大肠两经指数已有升高，两侧趋于平衡，嘱带补中益气丸回家服用。

【按】以上两例在治疗过程中，配合了经络测定仪的检查。虞姓患者根据面黄、腹胀、便泄等断为太阴型，但治疗效果不明显；后进行了经络测定，提示心、肾经指数偏低，再结合背冷等症，改诊为少阴型，经用温肾丸而效果大显。李姓患者的情况又有所不同，脾肾阳虚与下陷同时存在。第一阶段的治疗只重视了脾肾阳虚，腹胀脚肿虽见减轻，而脱肛、神情萎靡依然如故，经过经络测定的提示并结合辨证，改用补中益气汤而大见其效。这说明，如果我们在辨证施治的同时，能配合做些相应的检查，定出客观指标，对于提高和普及辨证施治将大有帮助，这也应该是中西医结合工作中重点科研项目之一。

5. 太阴水血停留

案一 周某，男性，43岁。患者因经常下田接触疫水，脾脏肿大，历时已9年，曾接受锑剂治疗及血清疗法，但效果并不显著，且渐次形成轻度腹水，身体瘦弱，已失去劳动能力，故转来中医治疗。

体验：腹围平脐76厘米，脾肿乳中线22厘米，肝脏未触及。血常规检查：白细胞4.8×10^{9}/升，红细胞2.4×10^{12}/升，血红蛋白5.5克。

中医诊察：面色萎黄，舌唇淡白，口不渴或有时渴，喜热饮，时时怯寒，大便溏、日2~4次，小便短少，食后腹胀脉沉细而缓。有轻度腹水。印象：太阴型痞块兼腹水。乃脾阳失运，水血停留所致。

治疗经过：给服运脾丸 70 天，总剂量为 1300 克，体检：腹围平脐 75 厘米，脾肿乳中线 14.2 厘米，血常规检查：白细胞 5.1×10^9/升，红细胞 3.69×10^{12}/升，血红蛋白 7 克。食欲增加，面色较前红润，腹水亦消失，病情好出院。

案二 夏某，男性，50 岁。患者经常下田接触疫水，脾脏肿大已 30 年，曾接受锑剂治疗，大便已转阴性；曾接受血清疗法，症状未改善，且渐次形成腹水，故转来中医治疗。

检查：呈慢性病容，营养欠佳，腹围 86 厘米，中度腹水，脾肿乳中线 15 厘米，肝脏未触及。血常规检查：白细胞 3.4×10^9/升，红细胞 3.05×10^{12}/升，血红蛋白 6 克。

中医诊察：面色萎黄，形体消瘦，大便时溏，日 2 次，小便时清时黄，舌苔淡白，腹部胀满，脾脏肿大，精神萎靡，已不能参加生产劳动。印象：太阴型痞块兼腹水。乃因脾阳失运，水血停留所致。

治疗经过：治以温运脾阳、行水化瘀为大法，先以胃苓汤加减温化利水，共服 15 剂，腹水渐消。再进培土温化方药：黄芪 15 克，白术 10 克，附片 10 克，干姜 5 克，当归 10 克，云苓 10 克。共服 6 剂，腹已不胀、小便次数增多，后又改用运脾丸，每日 2 次，每次 7 克，连服 20 天，总剂量为 280 克。腹已不胀，精神大为好转，其他自觉症状亦消失，病情好转出院。出院 40 天后随访检查病人，腹围 81 厘米，脾肿乳中线 11 厘米。血常规检查：白细胞 3.4×10^9/升，红细胞 3.42×10^{12}/升，血红蛋白 7 克。患者喜笑颜开，已能参加一般生产劳动。

【按】上述两个病例，均有以下三个特点：一是有面色萎黄，食少腹胀，舌淡便溏等脾虚症状；二是脾脏肿大，腹中有痞块；三为有腹水。均属太阴水血停留之证。其病机为脾虚不运，湿聚则成水，血瘀则为痞。治疗均以健脾燥湿。利水化瘀为大法。所不同者，夏姓患者腹水较重，故先以胃苓汤加减以化湿利水，然后再用运脾丸；周姓患者腹水较轻，故一开始使治以运脾丸。

运脾丸中，有黄芪、党参益气健脾；附片、黑姜温中助阳；云苓、二术及椒目燥湿利水；陈皮、川朴行气消胀；三棱、莪术活血化瘀；更有丁香醒脾，当归补血。合而有温阳健脾、利水化瘀之功，适用于脾阳不运致水聚血瘀的病证。

6. 太阴水邪停聚

王某，男性，49 岁。患者经常与疫水接触，脾肿大已有 30 年。1957 年起大便带红冻状物，腹部逐渐膨大，曾经治疗稍有好转；1958 年接受锑剂 3 天疗治；1959 年下半年腹部又逐渐膨胀，形成高度腹水，卧病不起，极度悲观，不求医治，于 1960 年 5 月 25 日始来血防站治疗。

治前体检：发育中等，营养不良，体重 63 千克，腹部高度隆起，腹皮绷急，青筋显著怒张，腹围平脐 86 厘米，肝未触及，脾脏锁骨中线 12 厘米、质硬，下肢浮肿，肌肤甲错。

中医诊察：慢性病容，面色萎黄，形体消瘦，高度腹水，呼吸迫促，不能平卧，胁肋胀痛，食后腹胀，大便稀溏、每日 3 ~ 4 次，溺短赤，舌苔白腻，脉细缓。

印象：太阴水邪停聚。

治疗经过：本例采用攻补兼施法，早服王氏厚朴散：厚朴、枳壳（巴豆 7 粒同炒黄，去巴豆）、广木香、醋青皮、广陈皮、煨甘遂、炒红芽大戟、炒干姜各 10 克。共研细末，泛水为丸，每早空腹 3 克，晚服实脾饮或加减六君子汤。患者服药后，尿量增多，腹水逐渐消退，腹围缩小，食欲增加，精神也随之好转。患者在服王氏厚朴散后，常出现轻度头晕、恶心、腹痛等副作用，但在 3 ~ 4 小时后，即逐渐消失。

患者共住院 26 天，出院时检查：腹围平脐 72 厘米，肝未触及，脾肿虽未缩小，但质软，腹水、肢肿完全消失，体重减为 48 千克，面容较前丰润。患者于 6 月 15 日心情愉快出院，步行 30 里回家。

【按】本患者腹水内盛，卧病不起，且伴有腹胀、食少、便溏等症，可见脾虚水盛为当务之急，虽有脾脏肿大、青筋怒张、肌肤甲错等瘀血证状，亦无暇顾及。其治疗一以厚朴散逐水，一以实脾饮或六君子汤补脾，攻补兼施，短期内收到了较好疗效。

王氏厚朴散出自王旭高的《王旭高医案》，方中用厚朴、枳壳、木香、青皮和陈皮行气消胀，又用甘遂、大戟泻水攻下，再配以炒干姜温中。对晚期血吸虫病水湿内盛，腹水顽固难消者，比较适用；对体弱便溏，而又不得不用者，应配合健脾扶正药物。

7. 太少二阴合病

案一 肖某，女性，22 岁。患者在乡放牛，经常接触疫水，曾有下痢病史，脾脏肿大已 8 年，腹部胀大已 2 年，形体矮小，月经尚未来潮，乳房尚未发育，经过锑剂治疗，症状未有改善，故转中医治疗。

体检：腹围平脐 76 厘米，脾肿乳中线 13 厘米。血常规检查：白细胞 4.2×10^9/升，红细胞 3.56×10^{12}/升，血红蛋白 7.5 克。

中医诊察：腹部膨胀，脾脏肿大，食后作胀，大便溏泻，舌苔淡白而润，形体矮小，面容消瘦，月经从未来潮，乳房毫无发育，脉象缓细而弱。

印象：太阴兼少阴的侏儒症。为脾虚不运，肾元亏损所致。

治疗经过：治宜温肾壮阳，助长生机。先以补后天助先天为治疗大法，给服运脾丸，每日 2 次，每次 7 克。后改为每日 3 次，每次 10 克，先后服药 35 天，总剂量为 635 克。复查：腹围平脐 70 厘米，脾肿乳中线 9 厘米，整个脾脏肿大亦较前软化，血常规变化不大。患者食欲增加，面色红润，腹水消失，乳房亦见隆起发育，病情好转出院。

案二 郭某，男性，20 岁。因小时牧牛涉水感染血吸虫病，逐渐肝脾肿大已 12 年，因系巨脾侏儒症，不能接受锑剂治疗，故转中医治疗。

体检：发育不良，形体矮小，面色萎黄贫血，巩膜微黄，腹围 86 厘米，肝肿剑突下 10 厘米，脾肿乳中线 32 厘米。血常规检查：白细胞 3.3×10^9/升，红细胞 2.7×10^{12}/升，血红蛋白 5 克。

中医诊察：面色浮黄，精神不振，腹中有痞块，轻度腹水，食后作胀，大便溏泻，小便短黄，舌淡白，口不渴，脉细缓。

印象：少阴兼太阴。乃脾虚不运，肾元亏损所致。

治疗经过：先从太阴消水，采用了胃苓汤合巴豆绛矾丸 2 剂。泻后尚能饮食，有时大便完谷，小便不长，脉转沉细。遂从少阴温化着手，改用禹余粮丸，每服 7 克，每日 2 次。共服 80 天，肝肿剑突下 7 厘米，脾肿乳中线 20 厘米，质变软化。血常规检查：白细胞 3.8×10^9/升，红细胞 3.51×10^{12}/升，血红蛋白 7.5 克。面色红润，体转胖，食欲好，脉亦和缓有神，惟大便仍溏，乃改用运脾丸调理，精神康复，病情好转出院。

【按】以上两个病倒，均为发育有障碍，形体矮小，属于侏儒症；再者有神倦消瘦，腹胀便溏等脾虚症状；三为有腹水；四为有痞块，故均断为少阴、太阴合病。因肾主精，为先天之本，系人体生殖发育之基础，病邪深入少阴，肾精亏损，肾元不充，故形成侏儒症。女子更有月经未潮，乳房不发育等现象。其治疗先运太阴，或只治太阴。因脾为后天之本，后天自可助先天；二为脾不运化，腹水不消，补肾药难以发挥作用，故两例均未用滋腻填补下焦的药物。

但两例又有不同之处。郭姓患者腹水重而伴有轻度黄疸，故先以胃苓汤合巴豆绛矾丸燥湿逐水退黄，后以禹余粮丸温肾阳、祛湿邪，终以运脾丸巩固疗效。肖姓患者虽亦属侏儒症，但腹胀便溏明显，故治疗舍少阴而取太阴，服药后脾土运化功能有所恢复，不但痞块缩小，腹水消失，全身症状改善，乳房亦隆起发育，可见少阴亦得益不少矣。

巴豆绛矾丸的制法：皂矾煅成赤色，研细过筛；巴豆净肉，研细烘热，纸包榨去油。用时先将热饭擂烂，加入巴豆与绛矾，和匀成团，制成小丸如梧桐子大，每粒含巴豆、绛矾各0.1克，每服3粒，日2次，空腹口服。适用于腹水并发黄疸者。

8. 少阴阳虚血亏

徐某，女性，43岁。患者西医诊断为晚期血吸虫病侏儒型，月经只来过两次，且有继发性贫血，不适合锑剂治疗，故转中医组接治。

体检：患者身体矮小，身长143厘米，体重33千克，腹围65厘米，脾乳中线12厘米。血常规检查：白细胞5.3×10^9/升，红细胞2.4×10^{12}/升，血红蛋白4.5克。

中医诊察：面色萎黄，舌淡而润，乳房未发育，精神衰惫，少气懒言，脉象迟而细。

印象：少阴心肾虚弱，阳虚血亏。

治疗经过：先用益气补血法，选用当归补血汤（黄芪30克，当归15克，每日1剂），连服两周，收效不显，红细胞增至2.9×10^{12}/升，血红蛋白5.5克。后改用温肾丸，每日2次，每次10克，连服10天后，血常规检查：白细胞7.8×10^9/升，红细胞3.64×10^{12}/升，血红蛋白6.5克。腹围同前，脾肿乳中线7厘米，体重增至36千克，面容有丰采，食欲倍增，病情好转出院。

【按】本例亦为侏儒症。所不同者，虽有痞块而未出现腹水，疾病重点在少阴，故未用健脾燥湿利水等方法。本病治疗，一开始只考虑到患者的血亏，而采用当归补血汤益气生血，但效果不显，服药两个来月，贫血改善进展有限。后注意到本病根本还在于少阴肾元亏损，肾虚则不仅不能化气，亦不能生血，遵照"治病必求其本"的方法，改用温肾丸温补肾阳，服药10天许贫血即得到较大改善，而全身症状亦大有好转。

9. 厥阴瘀血凝聚

徐某，男性，54 岁。患者肝脾肿大已 10 余年，经西医诊断为晚期血吸虫病，曾接受血清疗法，并放过腹水，效果不显，故转来中医组治疗。

体检：腹围 81 厘米，肝肿剑突下 6 厘米，脾肿乳中线 12 厘米。血常规检查：白细胞 3.8×10^9/升，红细胞 2.71×10^{12}/升，血红蛋白 5.5 克。

中医诊察：面色苍黄，皮肤枯燥而甲错，肝脾肿大，腹部膨胀，青筋显露，舌质淡红，大便每日 1 次、不溏，耳鸣耳聋，目矇，脉弦不数。

印象：厥阴瘀血凝聚。

治疗经过：治用柔肝丸，软坚散结、通络化瘀，共服 50 天，每服 10 克，每日 2 次，总剂量为 900 克。患者自觉目矇好转，食欲增加，食后不胀，精神亦转佳。复查：腹围为 78 厘米，肝脏未扪及，脾脏乳中线 9 厘米。血常规检查：白细胞 6.2×10^9/升，红细胞 3.61×10^{12}/升，血红蛋白 7 克，病情好转出院。出院后 54 天随访，脾肿乳中红线缩小为 5 厘米，其他检查基本同前，患者精神健旺，能参加一般农业生产劳动。

10. 厥阴水血互结

林某，男性，27 岁。于 1958 年 4 月 4 日入院，主诉为上腹部痞块已 10 余年，大腹膨胀，四肢消瘦乏力已 4 个月余。

缘患者于 10 岁时，即患疟疾，腹部发生痞块，经常便血，于 1963 年大便检查发现血吸虫卵，曾进行锑剂治疗。3～4 年食欲如常，痞块无变化。自 1957 年起，身体渐消瘦无力，同年 9 月间曾一度发热咯血，至 1958 年 1 月腹部膨胀，劳动力完全丧失，曾入某血防站治疗，服外台葶苈丸 20 天，症状减轻而自动出院，1 月后又因腹水反复增长而再度入院。

患者再度入院后，照服葶苈丸，但水不得下，腹胀反增剧。现症见面色苍黄，肌肉消瘦，大腹膨胀，腹壁光亮绷急，青筋赤络满布。左胁胀痛，食后更甚，五心烦热不得眠，下肢微肿，大便溏而不畅，小便短赤，口干，唇黯红，舌质红而燥、舌苔白，脉弦涩而数。腹围平脐 93 厘米，体重 49 千克，大便沉孵阳性，因有腹水肝脾未触及。

据以上脉症，证属厥阴兼太阴，乃肝经瘀热兼以停水，法宜水血兼治，消瘀软坚柔肝而兼行水。治用柔肝丸，每服 7 克，每日 3 次；间服甘遂末，每次 1 克，空腹服，日 1 次。药后 1 周，小便渐长，间服甘遂末，则大便得畅泻。用药

40 天，腹壁松软，急胀感大减，青筋赤络转淡，腹围平脐 84 厘米，体重减为 44 千克，脾肿可触及，下肢浮肿完全消失，精神精神食欲均有显著进步。

【按】以上两个病例，不仅脾脏肿大，或肝脾同时肿大，而且出现皮肤枯燥甲错、腹壁青筋赤络满布、口唇黯红、脉涩等瘀血证状，病属深入厥阴血分无疑。柔肝丸中，不仅有当归、丹参、鳖甲、赤芍养血柔肝，而且有桃仁、水蛭、五灵脂、三棱、莪术、大黄等活血化瘀，故两病例均以此方为主。所不同者，徐姓患者腹水轻，瘀血证也不重，故只断为瘀血凝聚；而林姓患者不仅腹水较重，瘀血症状亦很突出，腹水反复发作，已属水血互故，病势甚为顽固，故除用柔肝丸外，还用甘遂末逐水通便，水血兼治，终于收到了较好效果。

葶苈丸由葶苈子、桑白皮、海藻、昆布、椒目、泽泻、黑丑、郁李仁、甘遂末和肉桂组成，功能泻肺逐水，单纯的水邪内盛者可用。而水血互结者，不完全适用，故林姓患者初服有效，再服效果不显。

治疗水血互结的传统方剂，可选《证治准绳》的调营饮，徐灵胎的《兰台轨范》认为"血分之病，金匮有病无方，此为至当"，这话还是很符合临床实际的。

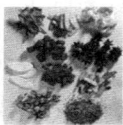

第二讲
寒温两将军——附子和大黄

在《金匮》中，附子和大黄为常用的药物，两药入方各为 22 次和 18 次，以附子为例，逐寒止痛配以乌头，如赤石脂丸；降逆止呕，配以半夏，如附子粳米汤；温散寒湿，配以白术、桂枝，如甘草附子汤；温下寒积，配以大黄，如大黄附子汤；温阳摄血，配以阿胶，如黄土汤；温散痈脓，配以败酱草，如薏苡附子败酱散，等等。

在《景岳全书》中，张景岳将人参、熟地、附子和大黄列为中药四大支柱，说"人参熟地者，治世之良相也；附子大黄者，乱世之良将也"。对附子的功能，他大加赞赏，说"附子禀雄壮之质，有斩关夺将之气，能引补气药行十二经，以追复散失之元阳；引补血药入血分，以滋养不足之真阴；引发散药开腠里，以驱逐在表之风寒；引温暖药达下焦，以祛除在里之冷湿"。但他在用药中，却不是一味蛮用附子等温阳药以扶阳助正，而是根据阴阳互根的道理，养阴时不忘扶阳，而助阳又不忘滋阴，其代表方剂便是左归丸、左归饮，右归丸和右归饮，他的用药指导思想是"善补阳者，必于阴中求阳，则阳得阴助，而生化无穷；善补阴者，必于阳中求阴，则阴得阳升，而泉源不竭"。他不愧为是有理论有实践的温阳补肾的代表人物。稍后 200 年，陈修园也极力推崇附子，他认为"仲景用附子之温有二法，杂于苓芍甘草中，杂于地黄泽泻中，如冬日可爱，补虚法也；佐以姜桂之热，佐以麻辛之雄，如夏日可畏，救阳法也"。如肾气丸、附子汤以及附子理中汤中的附子，当为冬日之可爱。张景岳的右归丸、右归饮中的附子，当更加可爱了。而四逆汤、四逆加人参汤等，当为夏日之太阳，阳光普照，阴寒雾霾一扫而光。

先父对《伤寒论》和《金匮要略》深有研究，且得其师曹颖甫的教诲，故在临床上善用经方，喜用经方，对经方中常用的附子、大黄等药物应用，也有独到经验。

先父应用附子，有以下几个特点，一是剂量较轻，一般附子用量，都在 10 克至 15 克之间，小孩剂量则不超过 10 克，常于平淡中见神奇，轻剂中收良效。二是辨证比较准确，如临床出现精神倦怠、蜷卧身重、四肢清冷、大便溏泻、舌淡润、苔白腻、脉象软弱等，便当用附子。三是善于配伍，如湿温阴证，用附子配厚朴、法半夏、藿梗、陈皮等，温阳扶正，燥湿化浊。脾肾两虚，阳气不足之证，配黄芪等以温阳益气，脾肾双补，如治疗血吸虫病晚期的温肾丸、运脾丸。治疗心肾两虚，阳气欲脱戴阳证，在附子剂中配以黑锡丹、活磁石以温潜元阳。治疗心肾虚弱，浮阳不敛的发热证，配以龙骨、牡蛎，潜阳退热。治疗风寒闭肺，阳虚入里的小儿肺炎，用附子配以麻黄等以扶阳温开。附子配阳和汤治疗内有腹水，外有臁疮之血吸虫病患者等等。

一、湿温（肠伤寒的大黄证和附子证）

这里所说的湿温，主要是指西医学所说的肠伤寒，本病在解放前发病率很高，故治疗此病的机会也多。解放后，在 20 世纪 50 年代，先父于江西省中医实验院住院部，也系统地观察过一些肠伤寒病例，摸索出一些规律和经验，现归纳于下供大家参考。

肠伤寒的临床表现，虽在各个病例中，舌苔或黄或白、喝水或多或少、大便或溏或结、合并症的或有或无，并不一致，然多先恶寒后发热、热久不退、汗出而热不解，日晡热更甚，其他尚有胸痞纳呆、舌苔腻等，这些都充分体现了湿温症的特点，故中医一般都从湿温治疗肠伤寒。

湿温一证，在阳旺之体可化燥而成为实证，即阳明燥结之证，以采用下法为主，逐邪外出，清解肠热。这既可预防或减轻毒血症的产生，亦可预防因肠伤寒持久性便秘引起肠出血，甚至出现肠穿孔。在阴盛之体，湿温日久，又可寒化而入太阴和少阴两经，治疗又当扶阳温解，防止虚脱休克。至于温病家治疗湿温，有辛凉清解、芳香化湿、甘淡渗湿等法，方有三仁汤、甘露消毒丹等。一般湿温证可用，但若属肠伤寒的湿温证则早期可用，至中晚期则不一定适用，或只可用为辅助治疗方法。

湿温证燥化成阳明实证，一般有两种情况。一是阳明燥结，见腹满痛而拒按、大便闭结、潮热苔黄等，可遵照《金匮要略》"病者腹满，按之不痛为虚，痛者为实，可下之。舌黄未下者，下之黄自去"的方法，以大黄为主清热解肠热和凉血解毒。我们一般称此等证为湿温大黄证，或肠伤寒大黄证，或称为湿温阳证。二是以中焦胃脘症状为主，见心烦、心下痞满等症，同时兼有肠鸣便泄等，治当苦寒清热燥湿，以栀子厚朴汤加黄芩、黄连为主，因此法虽不用下剂，而肠中宿垢可自动下行，热亦渐退。

湿温病之神昏谵语（"重伤寒状态"往往有此症出现），常在肠胃湿热交蒸时或肠中燥矢不下时见之，并与潮热同时出现，依清肠逐邪之法施治，如响斯应。至温病家之犀角、牛黄、至宝丹等，乃专用于热入心包，症见高热、神昏、谵语者。而在湿温的病程中，除非误治之后，或有合并症发生，不可轻用。

湿温病之属于虚性者，以扶正为先，而扶正之法，首当明辨阳虚阴虚．阳虚较多见，见身热不扬、脉象软弱、舌苔白腻、汗多不渴、四肢不温或厥冷等，当用附子等扶阳温解，此证称之为湿温附子证或肠伤寒附子证，或称为湿温阴证。阴虚证，为热盛伤阴所致，见舌光红无苔、脉象虚数、口渴多汗等症，法宜用生脉散等酸甘药救阴复脉，在临床较为少见。

1. 湿温阳证（大黄证）

案一 雷某，女性，19 岁，1951 年 12 月 18 日初诊。患者初因发热，曾服中药 3 剂，无效，继而入某医院诊治，断为肠伤寒，服用氯霉素，初次 3 瓶，热即退去，连服 7 瓶，而停止服药。10 余日后，又复发热，再服氯霉素 4 瓶。但 10 来天后，病又复发，因限于经济，改用中药，药前病程共经 50 天。

患者症见高热不退，体温 40.2℃，面红唇焦，腹胀拒按，不大便，但频传矢气，胸痛心烦，咳嗽痰黄，但咯出不畅，苔黄而腻，脉象滑数。诊为中焦湿温、阳明腑证，合并痰热阻肺，治宜清解肠热，兼利肺气，用小承气汤加味：大黄 6 克，枳壳 4.5 克，厚朴 3 克，杏仁 9 克，黄连 3 克，射干 4.5 克，瓜蒌仁 9 克，黄芩 6 克，川贝母 3 克，牛蒡子 9 克，连翘 6 克。

12 月 20 日复诊。服药后，腑气频行，下宿垢甚多，腹胀见减，热度降为 38.6℃，仍苔黄口渴，烦咳胸痛，小溲短赤。仍守原方去枳壳、厚朴，加山栀 9 克，木通 4.5 克，天花粉 9 克。

12 月 22 日复诊。发热续降，体温 38℃，二便已利，经水适来，唇焦脱壳，舌干少津，夜不安寐。此久热伤阴之候，改方如下：北柴胡 3 克，天花粉 9 克，玄参 9 克，牛蒡子 9 克，黄芩 6 克，川贝母 3 克，丹皮 6 克，射干 3 克，山栀 9 克，瓜蒌仁 9 克，金银花 9 克。

12月24日四诊。体温降至37.5℃，不时出汗，面部潮红，口鼻有灼热感，舌燥胸痛，脉滑而不数。再以甘寒生津清热：地骨皮9克，玄参9克，瓜蒌仁9克，生甘草3克，桑白皮9克，天花粉12克，牛蒡子9克，丹皮4.5克，川贝3克，金银花9克。

12月25日五诊。潮红灼热已平，体温降至正常，口舌回润，夜寐安静，略思饮食，惟食少大便难。按《伤寒论》脾约施治，遂以当归、白芍、麻仁、柏子仁、郁李仁、黑芝麻等滋养剂，并从饮食调养，渐复痊愈。

案二 卢某，女性，54岁，1951年12月26日初诊。患者病初发热1周许，前医失于表散，误用洋参、石斛之类，以致神识昏迷，病势恶化，乃送至某医院诊治，诊断为肠伤寒。住院10天，经服用氯霉素6瓶，热度退清，但出院后不到10天，因饮食失调而复发。

患者症见发热不退，体温39.4℃，汗出而热不解，口渴，恶心呕吐，时吐白痰，心烦不得安眠，腹胀便解不畅，小溲深赤。诊为中焦湿温燥化证，治以栀子厚朴汤合小陷胸汤：山栀9克，法半夏6克，全瓜蒌9克，厚朴3克，黄芩6克，陈皮4.5克，黄连3克，枳壳4.5克，茯苓9克。

12月28日复诊。热度无进退，呕逆未平，二便不利，胸烦腹满，口渴不多饮，苔白腻，脉濡而滑。仍守原方加杏仁9克，竹茹4.5克。

12月29日三诊。呕逆渐平，烦热而渴，唇焦，腹满，大便难，小溲数，此为脾约。再拟麻仁丸加味：大黄6克，火麻仁9克，瓜蒌仁9克，枳壳4.5克，郁李仁9克，杏仁9克，厚朴3克，白芍4.5克，广陈皮3克。

12月31日四诊。热度见减，体温38.5℃，腑气频行，仍觉里急，舌苔薄黄，处方如前。

1952年元月2日五诊。热度降低，体温37.3℃，解黑色大便，腹部仍有胀满感，四肢欠温，胃纳未醒，口渴，但睡眠尚安。拟四逆散加味：北柴胡3克，枳壳4.5克，天花粉9克，白芍4.5克，杏仁4.5克，甘草3克。

元月8日六诊。前方连服4剂，中间停药2日，至本日症状又有改变，热度又增至38.0℃，口渴频饮，小溲频数而黄浊，夜寐又感不安，苔薄腻。改以滋阴液清湿热为主：葛根6克，茯苓9克，丹皮6克，天花粉9克，淮山药9克，泽泻6克，知母6克，萆薢9克，甘草3克。此方服4剂效果甚佳，余热退清，口渴渐减，小溲亦渐趋正常，遂停药调养而愈。

【按】 以上两个肠伤寒病例，均属湿热燥化之证。两者虽程度有轻重之别，部位有中下之异，但都先后用了大黄。肠伤寒西医不主张或禁用下法，认为可促使肠出血或穿孔。但据先父经验，只要有阳明燥结证存在，肠伤寒仍可用下法，未见出血、穿孔等危候出现。反而是下后热减，缩短了病程，提高了疗效。这和大黄具有清解肠热、凉血排毒作用是分不开的。也和下法的运用多在肠伤寒的极期而并非用在恢复期有关。至于具体的疗效机制，则有待今后探讨研究。

2. 湿温阴证（附子证）

案一 家兄扶华，时年 4 岁，初起病时身热不炽，呕恶，大便溏泄，苔白腻而滑，口渴不欲饮，先父以为系感冒暑湿的肠胃病，投以香薷、厚朴、葛根、藿香、佩兰之类。约 2 ~ 3 剂呕逆虽渐平，但汗出热不解，入晚增高，精神疲倦，不思饮食，每日略进开水和米汤而已，因不见其燥化，但从湿化，用药不离乎芳香宣化，而芩连苦寒未尝敢用，时历一周半，发热持续不退。现症见身热而足胫冷，蜷卧，脉濡数，舌苔白腻，食欲全无，大便溏泄。当时先父客居上海，苦于经验不足踌躇莫决，于是商诊于上海儿科名医徐小圃先生。

徐先生凭着脉症，断为阳虚湿温，非扶阳温解不为功，处方如下：黄厚附片 9 克（先煎），粉葛根 9 克，法半夏 9 克，活磁石 27 克（先煎），鲜藿梗 9 克，陈广皮 6 克，川桂枝 4.5 克，川厚朴 3 克，白蔻花 4.5 克，仙灵脾 9 克。水煎服，1 日 1 剂。

上方连服 2 剂，热度日减，神色亦佳，停药 2 日，啜以稀粥，但至临晚时热复增高，遂于原方中加鸡内金 12 克，炒白芍 10 克，再服 3 剂，热渐退清。后以稀粥、鸡汁、牛肉汤等调养而愈。

案二 史某，女性，14 岁，1941 年 7 月就诊。诊前 10 余日，病者初期一度恶寒，持续发热，朝轻暮重，前医用银翘散等治疗，汗出而热不解；继因间作谵语，又投牛黄清心丸，仍常呈半昏迷状态，精神疲倦，发热仍不退。复延某西医，诊断为肠伤寒，经治疗无甚效果，即介绍先父为之会诊。

先父就诊时，患者体温39.5℃，耳聋，口不欲饮，肠鸣便泄，四肢厥冷，体重蜷卧，便溺时不能起立，卧病在床扶起即觉头晕，脉数而濡弱，舌苔厚腻而润。诊为阳虚湿温，治宜扶阳温解以退热。处方：川桂枝 4.5 克，明附片（先煎）9 克，制厚朴 3 克，炒白芍 9 克，活磁石（先煎）30 克，法半夏 6 克，粉葛根 9 克，藿梗 4.5 克，正广皮 4.5 克，仙灵脾 9 克。水煎服，每日 1 剂。

服药后，体温逐日降低，脉搏次数亦渐减，至第四日体温38℃，按之仍弱，但神识清爽，便溺渐能起立，已有向愈机转，但大便数日示解，舌苔仍腻。即于前方除藿梗，加鸡内金12克，全瓜蒌12克，大便即解，由此热度减退，神色日佳，3周后以饮食调养获愈。

案三　王某，男性，44岁，1939年7月就诊。患者病前行房，饮酒当风，未几，恶寒发热，似感冒状，前医用一派辛凉清解药，汗多而热持续不退，精神衰惫，扶起便溺竟至晕倒。

当先父就诊时，已历旬余，身热汗多，蜷卧不安，间作妄语，精神萎靡，听觉迟钝，不饮不食，肠鸣便泄，起则头眩，肢体震颤而至晕倒，脉象濡弱而数，舌苔厚腻黄润。认为证属湿温病，因阳气不足，湿邪留恋，而呈少阴病症状，治宜温肾潜阳，解肌退热，处方如下：白附片15克（先煎），朱茯神12克，川桂枝4.5克，活磁石30克（先煎），远志肉3克，炒白芍9克，黑锡丹9克（布包），法半夏9克，藿梗9克，制厚朴3克，正广皮6克。水煎服，1日1剂。

服2剂，身热即退，神色安静，睡眠较佳，扶起便溺亦能支持，而无晕倒现象，此虽阳气来复，而湿浊非易骤化，仍守原方去桂、芍，加仙灵脾9克。再服2剂，诸症渐减，再进真武汤合二陈，经治2周，诸恙就痊。但因病后体元未复，乃以附子、白术、巴戟、菟丝、益智等味收功。

案四　刘某，男性，22岁，1940年7月14日诊。患者于诊前10余日，发热早轻暮重，不为汗解，前医认为是大热证，遍用三黄、石膏、犀角、芒硝等药，热仍不退，病家又磨犀角水及西瓜汁等与服。孰知药愈凉而烦热愈增，昼夜不眠，烦躁欲死，几经昏厥，已呈险象，而凉药却未一日停止，经人介绍，乃邀先父往诊。

先父就诊时，正是长夏天气，只见患者仰卧地上，托以篾席，衣不蔽体，家人犹从旁挥扇，频与犀角水等。先父诊视之，身虽热而不壮，面目赤而不匀，脉数而微，索饮而量极少，舌淡黄而润，烦躁不得眠已历数昼夜之久。诊毕即止前药，并停挥扇。本证原属湿温病，因过服清凉苦寒泻下之剂，致阴盛格阳，真阳外越，乃真寒假热之戴阳证。法当从治，温潜元阳，兼解伏邪，处方如下：明附片15克（先煎），川桂枝4.5克，朱茯神12克，活磁石30克（先煎），炒白芍9克，法半夏6克，黑锡丹9克，粉葛根6克，正广皮4.5克，制厚朴3克，仙灵脾9克。午时服头煎后，略睡1小时，醒后仍觉不安，即进二煎醋睡4小时，自称好过多了，连夜再服 1 剂，通宵入寐，家人喜悦逾垣。

7 月 15 日上午复诊。患者神色安静，脉来应指较前有力，烦热目赤见减，转觉形寒而索衣，此元阳渐回，病机已转之象，嘱守原方续进 2 剂。

7 月 17 日日三诊。脉静，晡热势微，口渴舌淡黄，微咳痰红，大便不解，再拟温润。处方：白附片 9 克，朱茯神 12 克，巴戟天 9 克，炙甘草 3 克，活磁石 30 克，炙远志 3 克，麦冬 6 克，粉葛根 6 克，川贝母 3 克，火麻仁 9 克。

7 月 19 日四诊。晡热已解，神疲喜睡，舌淡，略饮稀粥，自觉腰痛，肠鸣不大便，再以温润。处方：白附片 9 克，火麻仁 12 克，制厚朴 3 克，巴戟天 9 克，淡苁蓉 9 克，正广皮 4.5 克，当归片 9 克，仙灵脾 9 克，炙甘草 3 克。服此方后，大便已解，诸羔均退，惟体元未复，极须调补耳。

后先父又于 8 月 9 日前往诊视，患者由于病后体虚，腠理不固，营卫失调，寒热昨作，再予扶正祛邪。处方：西党参 10 克，白云苓 9 克，川桂枝 4.5 克，正北芪 9 克，法半夏 6 克，炒白芍 9 克，红枣 4 枚，明附片 9 克，正广皮 4.5 克，炙甘草 3 克，生姜 3 克，此方尽 4 例，寒热即除，嗣后接服调补剂而愈。

【按】20 世纪 30 年代先父客居上海，因家兄患湿温重证，得有机会学习徐小圃先生治疗湿温的经验。先父 20 年来，由于徐先生的启示，在临床上以附子等温药迭起治湿温重证，足证徐氏不愧为一代儿科名医，其经验是可珍贵的，不仅适用于儿童，也适用于成人。

以上介绍的 4 个湿温病案，其共同点均为湿温日久不解，加上服辛凉苦寒药物过度，湿温变化而为寒湿，且出现太阴、少阴阳气不足之症。如精神萎靡，蜷卧身重，四肢清冷，大便溏泻，舌淡润、苔白腻，脉象软弱等。其治疗悉遵徐氏之法，以白附片、川桂枝、葛根扶正达邪，助阳温解；以法半夏、厚朴、藿梗、陈皮等燥湿化浊；以活磁石、黑锡丹镇潜浮阳；以党参、茯苓、仙灵脾、巴戟天培补脾肾，等等。幸 4 例重证都能在服药后发热渐退，诸症悉减，最后用药物或饮食调理而安。

还必须介绍的是：徐小圃指出应用附子的指征有神疲，色㿠，肢冷，脉软，小溲清长，大便溏泄等，临床中只要见有一二主症，即可放手应用。他还认为：阳虚证端倪既露，变幻最速，如疑惧附子之辛热而举棋不定，必待少阴证悉俱而后用，则往往后悔莫及。从本篇 4 个病例运用附子的情况来看，徐氏之说是颇有参考研究价值的。

二、大黄的临床运用

大黄又名将军，因其味重浊沉而下降，走而不守，有斩关夺门之能，有推陈出新之功，去陈垢而安五脏，故号称将军。然大黄又名黄良，陈修园指出，"五脏皆秉气于胃，胃得大黄运化之功而安和，而五脏亦得安和，所以有黄良之名也。"吉安肖俊逸老中医，一生喜用善用大黄，外号肖大黄，其本人也常服用大黄以养生保健，年过九十而仙逝，可见任何一味药物，只要用之得当，对祛病健身都是有益处的。历代本草方中对大黄多有阐述，伤寒和金匮对大黄的运用也丰富多彩，如金匮中大黄入方达22次之多，全面反映了大黄的功能和作用。归纳起来，大黄的作用特点有以下几条，一是既能入气分又能入血分，入气分如大小承气汤，能攻燥矢，下积滞，治阳明腑实证；入血分如大黄䗪虫丸、大黄牡丹皮汤，能逐瘀血，清血热，后世用以治痈疮肿毒、疔疮烫伤等亦常能取效。二是既能降气又能降火，如大黄甘草汤，治胃热上逆的呕吐证，泻心汤治火逆上冲的吐血衄血证。三是能清无形之邪热，又能消有形之坚积，如大黄甘遂汤治"妇人少腹满如敦状"。下瘀血汤治"腹中有干着脐下"，抵当汤治少腹硬满等。

关于大黄入气分、血分问题，李时珍认为"凡病气分，及胃寒血虚，并妊娠产后，并勿轻用"。胃寒血虚产后，当然不宜用大黄，而"凡病在气分"勿轻用大黄则不妥。《得配本草》认为"血枯经闭，血虚便秘，病在气分，不在血分者，禁用大黄"，此话则更是绝对。仲景诸承气汤明明是用在气分泄热通便，攻下燥矢，近代也常用来治疗急腹症等。李氏等欲将大黄局限在血分，不符合临床实际。可见贤如李时珍也有失误的地方。

1. 阳明痉证

二舅之子秋苇，年10岁。时值冬季，起病时恶寒发热，频呼头痛，遂安置入睡，至夜卒然牙关紧闭，神志不清，不能言语。曾就近延医处方，而药不得入口，如此者历24小时，又请医生袁某针治，针后始开口呼痛，且能饮水。先父当时在吉安县城，离彼地70余里，得来使之报，星夜赶诊，此时病已历36小时之久。诊得患儿壮热，颈项强直，四肢拘挛，面目俱赤，牙关紧闭，龀齿甚，烦躁不得眠，大便多日不解，舌光而绛，脉数无伦。初用疏风清热、平肝润肠之剂，如桑叶、菊花、钩藤、当归、白芍和麻仁等，不见有效。翌日遵《金匮要略》阳明痉证治法，径用大承气汤：生大黄6克，玄明粉9克（冲服），炒枳实

7.5 克，厚朴 7.5 克。1 剂而大便通，热减神清，安卧通宵。三诊时颈项强直、四肢拘挛及龀齿等痉证渐平，但仍烦躁发热、咳嗽气喘，并有鼻煽。此系余热入肺，治宜宣肺利肠、清泄风痰。药用牛蒡子 6 克，杏仁 6 克，川贝 3 克，郁金 6 克，枳壳 6 克，瓜蒌 9 克，胆南星 6 克，僵蚕 6 克，1 剂大效，再剂诸症渐除。本案虽以药石收功，而袁君先以针治以救急，其功亦不可没也。

【按】本病例似属西医的脑膜炎之类，因限于当时当地条件，难以确诊。从中医来看，则属于阳明痉证。《金匮要略》指出："病者身热足寒，颈项强急，恶寒，时头热，面赤目赤，独头动摇，卒口噤，背反张者，痉病也。"又指出"痉为病，胸满口噤，卧不着席，脚挛急，必龀齿，可与大承气汤"。本案患儿的表现，既有阳明热盛，又有痉病的典型症状，故能用大承气汤取效。《伤寒九十论》和《庄云庐医案》均有用大承气汤治疗痉病的记载，读者可自行参考。

2. 瘀热腹痛

黄某，女性，25 岁，系腹痛待查的住院病人。患者起病 10 多天，初为腰部疼痛，呈持续性刺痛，按之不减；继而胁肋及上腹部亦痛，痛有定处而拒按，并有烧灼感，口干，小便色黄而热，近两日未行大便，舌苔满布，黄白相兼，脉象沉数。患者已住院 4 天，未得确诊，服西药未见效果，因而邀请会诊。据以上临床表现，诊为瘀热作痛，治宜疏肝理气，泄热止痛。用四逆散加味：柴胡 10 克，枳壳 10 克，白芍 10 克，甘草 7 克，川楝子 10 克，大黄 5 克，郁金 10 克。每日 1 剂，2 剂后得大便 1 次，腰疼痛减轻。二诊时，加桃仁 10 克，厚朴 6 克，香附 10 克，以加强其理气化瘀的作用。服 1 剂后，腰痛腹痛大为减轻。患者因来自农村，经济比较困难，急于回家，第二天痛止，欣然出院。

【按】四逆散出自《伤寒论》。因能治疗热邪郁遏在里，阳气不能外达所引起的腹痛、四肢逆冷而名。本案患者虽未见四肢逆冷，但热郁在里之象明显可见，且痛有定处而拒按，则又知其有瘀血停滞，故用四逆散加大黄等化瘀清热止痛的药物进行治疗。二诊时又加重祛瘀理气药物，收到良好效果。四逆散是临床常用方剂之一，可用来治疗多种痛证，如胸痛、胁痛、胃痛和腹痛，如辨证得当并随证加减，多能随手取效。

3. 湿热黄疸

患者孙某，男性，63 岁。因发热，目黄，身黄半月之久而入院。患者数年前曾患过黄疸 1 次，经治而愈，现因饮酒复发。症见寒热往来，体温 39℃，目黄身黄，头眩口苦，无食欲，间有恶心呕吐，大便结，溲赤，脉弦而数，舌苔黄黑而干。平日嗜酒，肝脏肿大有压痛，尿检查胆色素阳性，尿胆原强阳性，西医诊为黄疸型传染性肝炎。据此脉症属温热熏蒸的阳黄，治宜清热化湿，通便退黄，处以茵陈蒿汤加味：茵陈15克，大黄10克，栀仁10克，连翘6克，黄芩6克，3剂。服药后大便日数行，粪色黄褐，热度渐平，黄疸肤色较淡，黑苔已退，肝肿压痛减轻，食欲不振。再守上方加减：茵陈15克，栀子10克，大黄6克，黄柏6克，砂仁3克，5剂。药后黄疸症状显著减退，胃纳渐佳，夜寐亦安，大便正常，尿检查胆色素阴性，尿胆原弱阳性，患者见黄疸基本消失，各症已愈，急于回家，乃住院9天而出院。

【按】《金匮要略》将黄疸分为谷疸、酒疸、女劳疸和虚黄等类型，其中谷疸又分为湿热发黄和寒湿发黄两种。关于湿热发黄，其证治为"谷疸之为病，寒热不食，食即头眩，心胸不安，久久发黄，为谷疸，茵陈蒿汤主之"。这和本案是很相符合的，故能以茵陈蒿汤加味取效。又云"脾色必黄，瘀热以行"，可见黄疸和血分瘀热有关，本案治疗始终不离大黄故能收到退黄速度快、住院日期短之疗效。

4. 肝胃瘀热，呃逆频作

张某，男，50岁。患者平素患有胃病，时好时发，时轻时重。半年前，忽作呃逆，并伴有嗳气，人甚为难受，饮食一般，但口干而饮水多，二便正常，舌苔薄黄，唇舌较红，脉弦缓。曾用丁香柿蒂散及旋覆代赭汤等药，也曾行针灸治疗，效果不显，因而来就诊。据上脉症，诊为肝胃郁热，气机上逆。治以舒肝和胃，清热降逆。处方如下：柴胡10克，杭白芍10克，竹茹15克，陈皮8克，法半夏10克，云茯苓15克，枳壳10克，生大黄8克，生甘草8克。服上方2剂，呃逆减轻，但嗳气未见减少，大便溏软。守上方法半夏用至15克并加西砂仁6克。服1剂后呃逆全止，人觉舒适，惟间有嗳气，再以柴胡等六君子汤调理善后。

【按】本病例前医沿用传统的丁香柿蒂散、旋覆代赭汤进行治疗，应属中医的大方大法，不算有错，但效果不显，就不得不让医者另寻途径。肝胃关系密切，胃气不降，当和肝气不舒有关，口渴饮水多当属胃中有热，故治用柴、芍疏肝，并改用温胆汤降逆和胃。大黄配以甘草为大黄甘草汤，《金匮要略》云"食已即吐者，大黄甘草汤主之"。本病例虽不见食即吐，而呃逆频作，但"诸逆冲上，皆属于火"，其病理机制应该是一致的。故用大黄泻其热，降其气，热除而气下行，故呃逆自然痊愈。

5. 陈氏子阳明证治验记

陈氏子，潮州人。甲子除夕寒雨，竟夕不寐，元旦于门首设摊卖杂物，饭至忍饥不食，比食，冷矣，强进两盂，稍为不快，入夜背寒头痛，明早强起，仍于门道摊肆作小勾当，入夜形寒益甚，便发壮热，眉间阙上痛如劈，如是者六日。痛稍定，延张某治之，投以荆防合桑菊，凡三易方而病如故，医者曰，此伤寒重证，当往平桥路治之。平桥路者，张龙朋所居，医之族祖也。病家将往，同族人陈式榜视疾，曰，何不延曹颖甫治之，病家踌躇未决。是日洞泄十余行，黑色，汗出而壮热不解，泄止，热势如故，乃延曹诊之。诊其脉动，滑大有力，舌苔黄糙而厚，大渴引饮。问其母曰，夜中安静否？答曰终夜神昏，所说都不可解。曰，是矣，病情虽经洞泄而阳明实证仍在，非经大下，则汗不止，热不清，所以转为洞泄者，由于魄汗不从表解而陷于里，阳明之热方炽，不能容湿邪并居，乃迫而暴注于下，此即内经所谓暴注下迫，皆属于热也。伤寒少阴，下利色纯青，主以大承气汤者，与此不同，乃用生川大黄 12 克，芒硝 9 克，川厚朴 9 克，枳实 9 克，一剂而下三四行，汗止热退，乃改用白虎汤加减，二剂而安。盖此证初觉形寒，即当用麻黄解表，失此不治，传入阳明，乃病阙痛、壮热无汗、渴饮谵语等症，洞泄后诸症仍在，故知为大承气汤证也。要知伤寒一证，先当辨明在经在腑，果其渴饮潮热谵语，即当从万物归中土无所复传之例。若因洞泄之故，泥于阳明不从标本而从乎中，势必误从太阴寒湿主治而用四逆理中辈，为祸不旋踵矣。

【按】本案为先父早年侍诊于曹颖甫整理出的一个病案。此证乃阳明燥结，邪热逼迫津液从旁而下即所谓热结旁流是也。本案既和伤寒论 374 条"下利谵语者，有燥屎也，宜小承气汤"接近，又和 321 条"少阴病，自利清水，色纯青，心下必痛，口干燥者，可下之，宜大承气汤"相似。初起壮热眉间阙上痛，邪在阳明之经可知，后虽洞泄，但壮热而汗出不解，且有神昏谵语，则邪已传入阳明之腑又可知，故用大承气汤，一药不增，一药不减。一剂而下，二剂而安，大病遂瘳。曹师手眼，足为后人法。

三、附子的临床应用

1. 附子治阳虚发热

阳虚则寒，阴虚则热，这是常理，如《内经》所说"阴虚生内热，阳虚生外寒"是也。然而也有阳虚而生热者，这是变例。这里有两种情况，一是仲景伤寒病中寒邪内盛，阴盛格阳造成的真寒假热，如《伤寒论》317 条"少阴病，下利清谷，里寒外热，手足厥逆，脉微欲绝，身反不恶寒，其人面色赤，或腹痛，或干呕，或咽痛，或利止脉不出者，通脉四逆汤主之"。本条下利脉微厥逆等反映了真寒的本质，而面赤不恶寒外热只是假象，故治当破阴回阳。历代最著名的真寒假热的病例，便是喻嘉言《寓意草》中的徐国桢案："徐国桢伤寒六七日，身热面赤，索水至前，置而不饮，异常火躁，门牖洞启，身卧地上，辗转不快，要求入井，一医汹汹急以承气与服。余诊其脉洪大无伦，重按无力。余曰：阳欲暴脱，外显假热，内有真寒，以姜附投之，尚恐不胜回阳之任，况敢以纯阴之药，重劫其阳乎？观其得水不欲咽，情已大露，岂水尚不能咽，而反可咽大黄、芒硝呼？天气燥热，必有大雨，此证倾刻一身大汗，不可救矣！于是，以附子、干姜各五钱，人参三钱，甘草二钱，煎成冷服。服后寒战戛齿有声，以重棉和头覆之，缩手不肯与诊，阳微之状始著，再与前药一剂，微汗热退而安。"这是真寒假热的经典医案，对临床辨证很有帮助。

另一种情况是：发生在杂病的阳虚发热，其机制为《内经》所说"阳气者烦劳则张"，即烦劳致阳气受伤，虚阳不能内守，张扬于外而引起发热，阳虚是其本质，发热是其表象，张景岳所说"阳虚者亦能发热，此以元阳败竭，火不归元也"。又说"气本属阳，阳气不足，则寒从中生。寒从中生，则阳无所存，而浮越于外"，因而引起发热。其治疗不是破阴回阳，而是温潜回阳以退热。

先父在临床杂病治疗过程中，凡遇发热患者必仔细辨证，若是阳虚发热，必用附子以退其虚热，下面介绍两个医案。

案一 患者杨某，男性，17 岁。主诉：入院前反复发热已达 9 个月，身体羸瘦，不能起床。入院后，大便检查发现血吸虫卵，确认为急性血吸虫病。因患者极度贫血，不能接受锑剂治疗。中医会诊见患者面色苍白，人迎脉（颈动脉）跳动剧烈，少气懒言，不思饮食，大便溏泄，尿频而短，午后潮热（体温 38℃左右），盗汗，舌淡白不渴，脉浮弦而数不受按。初从太阴脾虚论治，以黄芪建中汤甘温退热，并合五苓散以利湿。约服 10 余剂，热势仍起伏不定，便泄如故，小便或利或不利，而且腹满时痛、两脚浮肿，显为脾肾阳虚、火不生土之候，非温补脾肾不能奏功。此时患者因久病不愈，悲观情绪很严重，除力加安慰外，乃改投附桂理中汤加味：熟附片 15 克，肉桂 3 克，党参 15 克，干姜 10 克，炒白术 10 克，炙甘草 8 克，淫羊藿 10 克，巴戟天 10 克。连服 20 余剂，长期发热终于解除，精神食欲大振，二便正常，腹满脚肿全消，血象检查好转，体重增加，行动如常，无何不适，精神愉快，与前判若两人，已参加农业生产。

【按】诊察疾病的过程也就是认识疾病的过程，对疾病的正确认识有的可以一次完成，有的需要在治疗疾病的过程中逐渐完成。本病初诊，据少气懒言，面白便溏，舌淡不渴，从太阴虚寒施治，其效不显。复诊时又改从脾肾阳虚施治，其根据何在呢？第一，反复发热达 9 个月，而"病久入肾"。第二，长期二便失调，后又脚肿，而肾主二便，肾为水脏。病久则当考虑在肾。第三，面白舌淡不渴等虚寒症，可发生在脾，也可发生在肾。疗效是检验辨证正确与否的标准，治脾而兼从肾治。最后用附桂理中汤而收效，说明这一辨证是正确的。

案二　晚期血吸虫病患者王某，男性，18 岁。患者近半个月来发热不退，日晡潮热，体温 38.5℃左右，盗汗不止，咳嗽气喘，甚则难以平卧，面色苍黄，腹部胀满不舒，食欲不振，肢倦乏力，下肢感觉特别冷，口淡不渴，舌苔白，脉虚细而数。体检：心界不扩大，心尖心音低微，三尖瓣第二音强，并可听到明显的收缩期杂音，两肺满布干湿性水泡音，语颤增强，西医断为由心力衰竭所引起。中医诊为久病心肾虚弱，浮阳不敛，因而久热不退。采用二加龙骨汤潜阳退热。处方：龙骨 15 克，牡蛎 15 克，白芍 12 克，附片 12 克，白薇 12 克，甘草 7.5 克，生姜 9 克，红枣 9 克，并加肉桂 4.5 克。此方共服 6 剂，发热见退，咳嗽气喘均已平，夜能安寐，饮食色脉均好转，根据体检，心力衰竭也已基本控制，肺部啰音也完全消失。

【按】二加龙骨汤，在《金匮要略》虚劳篇，附于桂枝龙骨牡蛎汤后，原文云"虚弱浮热汗出者，除桂加白薇附子各三分，故曰二加龙骨汤"。陈修园《医学从众录》认为"桂枝虽调营卫所首重，倘其人虚阳浮越于外，即当加附子白薇以固阳，而助其收涩，桂枝在所不取也"。根据临床观察，本方治疗虚阳外越之发热，有一定效果。如本案只服药 6 剂，便热退人安。至于急性血吸虫病的发热，亦常热势弛张，历月余不解。其病因多为湿遏热伏，若见寒热往来，口苦舌黄，食少便溏，为太阴兼少阳，用清脾饮透达太阴，和解少阳；若高热不退，口渴喜饮，而又恶心食少，身重便溏，苔黄而腻，又为太阴兼阳明，治用达原饮透达太阴，清解阳明。

2. 附子配方治肺炎

（1）风寒闭肺，阳虚入里　1943 年春，漆某之女，年仅半岁。初起感冒，失于解表，继则高热不退，医者误诊为温病，投以竹叶石膏汤、安宫牛黄丸等，病历 1 周，热不为解，病势增剧，渐至神识昏迷、胸高痰鸣、气促鼻煽，病势极度危急。漆某邀先父诊治时，见患儿虽高热神昏，但面白筋青，四肢厥冷，苔白浮黄（因染牛黄丸药色，故浮黄）。乃断其病为风寒闭肺、阳虚入里所致，急宜扶阳温开。处方：麻黄 2.4 克，桂枝 3 克，附片 4.5 克，杏仁 4.5 克，陈皮 3 克，干姜 4.5 克，细辛 0.9 克，黑锡丹 3 克（包煎）。服药 2 剂，热退神清，舌苔纯白，咳呛松畅，肺气已宣，但不得安眠。继守原方去麻黄、桂枝、杏仁，加五味子 1.5 克，朱茯神 4.5 克，远志肉 3 克，以祛痰安神。服后睡眠略好，但肺部风痰仍甚，一度体发风疮，再以白附子 2.4 克，制南星 3 克，法半夏 1.5 克，橘红 3 克，炙远志 3 克，百部 4.5 克，甘草 2.4 克，调治数剂而愈。

【按】本例系由感冒误治，转成支气管肺炎。患儿一方面见发热神昏，胸高痰鸣，气促鼻煽等风寒闭肺之象；又见面白少神，四肢厥冷，苔白不渴等真阳衰竭之症。故取仲景小青龙汤合附子黑锡丹施治。当先父处方既毕，见者皆骇然，以为小儿纯阳之体，曷堪此药？先父曰真阳衰微至此，邪已由表入里，除扶阳温开外，别无治法。幸漆某坚信先父言，决予进服，病遂告愈。小儿是稚阴稚阳之体，上海徐小圃指出："儿科的扶正，以阳气为主。"实具卓见。

（2）肺热咳呛，损阴及阳　抗战期间，沈姓男，年 8 岁。患大叶性肺炎，发热不退，呕吐频频，饮食极少，咳嗽痰呈铁锈色，并兼有鼻衄。延医投以清凉泻下剂，热势虽有所轻缓，而痰红未减。病经 3 周后，邀先父会诊，见患儿神疲昏睡、头汗如雨、舌尖绛而口不渴、脉已散。此热病后期，阴液亏损而阳气将脱之危证。拟方：北沙参 4.5 克，熟地黄 4.5 克，麦门冬 4.5 克，鲜石斛 9 克，山萸肉 9 克，熟附片 9 克，炮姜 1.5 克，黑锡丹 3 克（布包），炙甘草 2.4 克。此方服 2 剂，头汗止而脉回，神色好转，再守原方去黑锡丹，调治而愈。

【按】本例为风温咳呛之变证，历经 3 周之久。营血受伤、阴液亏损，故见神疲昏睡、咳吐红痰、舌绛不渴等症。然阴阳互根，阴损之极，阳无所依，浮散欲脱，故见头汗如雨、脉散不收等症。治宜补阴以敛阳，回阳以救脱。此为温热末期损阴及阳的良法，故患儿幸能得救。

关于亡阴亡阳的辨别方法，徐灵胎在《医学源流论》中论之甚细："亡阴之汗，身畏热，手足温，肌热汗亦热而味咸，口渴喜凉饮，气粗，脉洪实，此其验也；亡阳之汗，身反恶寒，手足冷，肌凉汗冷而味淡微黏，口不渴而喜热饮气微，脉浮数而空，此其验也。"

3. 附子配方治杂病

（1）阴水兼臁疮　某血防站慢性血吸虫病第四期高度腹水患者黄某，男性，35岁。主诉腹胀已10年，痞块合并下肢溃疡已17年。于1956年曾接受锑剂20天疗法，1960年因腹胀增大，食欲差，劳动力减退而入院。体验：患者呈慢性病容，心呈横位，心尖区有三级粗糙收缩期杂音，左上肺有湿性啰音。腹围脐上104厘米，平脐94厘米，因腹水肝脾摸不清。左下肢小腿有9厘米×13厘米溃疡，基底紫暗色，流黄水。中医诊察：面色萎黄，唇舌淡白，腹满而柔软，合并下肢臁疮，溃烂塌陷，久不收口，流水不断，大便溏，小便自利，脉象弦缓。根据六经分类，认为病在太阴兼少阴，乃采用阳和汤加味：熟地黄15克，鹿角胶10克（另烊化），肉桂末3克（冲服），姜炭3克，麻黄2克，白芥子5克，炙甘草5克，茯苓10克，熟附片10克。服此方8剂，小便增多，臁疮流水减少，精神食欲好转。第二次处方时，因药物关系，改用四妙汤合附桂理中汤：黄芪15克，当归10克，银花15克，附片10克，肉桂末3克，党参10克，炒白术10克，干姜8克，甘草8克。服此方10余剂，腹水基本消失，肝脾可触及，下肢溃疡缩小，由黄水转为脓性分泌物，量不多，疮口逐渐愈合。患者精神饮食均好转，二便正常。化验检查：血红蛋白由4.5克增至5.5克，红细胞由2.48×10^{12}/升增至3.35×10^{12}/升。肝功能检查：麝香草酚絮状试验由（＋＋＋）转为阴性，脑磷脂胆固醇絮状试验由（＋＋＋）转为（＋），白蛋白与球蛋白之比由1.45:5.91转为4.15:2.15，住院29天而出院。

【按】本案内见腹水便便，外见臁疮缠绵，并有面色萎黄，唇舌淡白，便溏脉缓等症状。虽内外二病同时存在，却均属脾肾阳虚、阴寒凝聚所致，异流而同源。故其治疗，先以外科方温阳解凝利水，外内同治；继又投以温补脾肾、益气生血之剂，内外共方。结果腹水与臁疮同时获愈，全身症状及化验检查也基本正常。若不从整体观念出发，将内外二病分别论治，不免顾此失彼，难以收到良好效果。本案前后两方均用了附子，附子内可振奋阳气，温阳利水；外可解寒凝，消痈肿，如《金匮》薏苡附子败酱散消脓肿便是。

（2）太阴寒利　子宫颈癌Ⅲ期患者杜某。经放射治疗后，腹泻不止，初诊时腹泻10多天，每日10余次，大便清稀略带白色黏液，口不渴，神倦乏力，食欲不振，小便清，小腹有坠胀感，苔薄白而润，舌质淡，脉沉细。六经辨证为太阴虚寒下利。拟附子理中汤加味：附片7克，党参10克，白术10克，炮姜7克，炙甘草3克，枳实3克。5剂后，腹泻及小腹坠胀见减，神气较好脉沉细见起，但胃纳仍差，舌苔白润。再以上方加陈皮、半夏、神曲、谷芽等调理，服10剂后，大便逐渐恢复正常，无黏液，但阴道有黄水样带下，腰稍痛，夜尿较多，舌苔薄白。再用补中益气汤加菟丝子、芡实、杜仲、续断等以补脾肾，而获痊愈，并完成了放射疗程。

【按】据一般临床观察，肿瘤患者在进行放疗及化疗后，都会有伤阴的表现，如口干便结，手心热，舌红少苔等，而本病却见大便清稀，口不渴，小便清，舌淡苔白润等虚寒症状，可见治病并无定规，一切都当以辨证施治为准则。

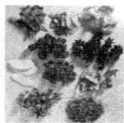

第三讲
补药之长——黄芪

黄芪原名黄耆，因色黄而又补气之力最大，为补药之长，故名黄耆，耆者，老也，长也。黄芪的临床应用，历史悠久，在《本草经》中便列为上品，至张仲景的《金匮要略》中更将黄芪在杂病的应用进行了比较全面的阐述，共有8方。这8方是黄芪桂枝五物汤、黄芪建中汤，防己黄芪汤、防己茯苓汤、乌头汤、桂枝加黄芪汤、黄芪芍药苦酒汤、千金三黄汤。在《伤寒论》中无一方用黄芪。无独有偶，在《温病条辨》中，除借用清暑益气汤和补中益气汤外，吴鞠通自拟方中，只有用加减补中益气汤治疗"气虚下陷，门户不藏"，可见温热也极少用黄芪。而杂病多气血虚损之证，因而用黄芪的机会也就较多。

黄芪味甘性温，能补气又能升提，故凡中气不足，气虚下陷之体倦乏力，气短头晕，食少便溏，气虚发热，内脏下垂，气虚易感，崩漏下血等症均能治疗。又因"中气不足溲便为之变"，故小便不利、大便泄泻、尿血膏淋、小便过多等亦有效。又因气行则水行，气行则湿行，补气能行水行湿，故水肿湿停诸症，黄芪常用之。血为气之母，气为血之帅，补气能生血，气行则血行，故凡血虚、血瘀之证，常离不开黄芪。张锡纯更认为黄芪能疏肝补肝，说"肝属木，应春令，其气温而性喜条达，黄芪之性温而上升，以之补肝，原有同气相求之妙用。愚自临证以来，凡遇肝气虚弱不能条达，用一切补肝之药皆不效，重用黄芪为主，而少佐以理气之品，服之复杯即见效验"。

黄芪与人参的不同点在于，黄芪补而能走，人参补而能守，故水湿停留多用黄芪，而虚脱出血之证多用人参。黄芪炙用补中，生用固表，能表能里，故表虚自汗，气虚外感多用之；而人参以补气健脾益肺见长，故脾肺气虚多用之。现归纳历代医家经验，将黄芪配伍应用举例于下。

一、黄芪配桂枝

这是张仲景的用药手法，将黄芪与桂枝及桂枝汤配用，凡表证及里证气虚者，皆可应用。因桂枝汤为仲景群方之冠，表证得之能解肌发汗，调和营卫；里证得之能健脾补中，燮理阴阳。得黄芪相配则药力更强。如黄芪建中汤，用黄芪配小建中汤。治疗脾胃虚寒、中焦气虚之虚劳证、溃疡病等，先父曾用本方治疗虚黄证及气虚发热证等。又如黄芪桂枝五物汤，治气虚血痹证，又可和当归四逆汤合用，成黄芪桂枝九物汤，扩大用于气虚血亏之风湿痹证。再者黄芪桂枝汤，又可治表虚自汗证及气虚易感诸证。

二、黄芪配防己

黄芪配防己及茯苓、白术等，成防己黄芪汤（黄芪、防己、白术、甘草）、防己茯苓汤（防己、茯苓、黄芪、桂枝、甘草），治疗风水、皮水、风湿在表诸证。肾炎患者，蛋白尿长期不退，水肿不严重者，重用黄芪，或用防己黄芪汤加味，可获得一定效果。

三、黄芪配乌头

《金匮》指出"病历节不可屈伸，疼痛，乌头汤主之"，本方由乌头、黄芪、麻黄、芍药、甘草组成，治疗寒湿痹阻于关节而成的历节痹证，用乌头祛寒止痛，麻黄通经散寒，芍药、甘草缓急舒筋止痛，又妙在用黄芪益气扶正，助麻黄、乌头温经止痛。

四、黄芪配当归

黄芪补气，当归补血，二药合用，为气血两亏之最佳配伍，如《兰室秘藏》之当归补血汤，用黄芪一两，当归二钱，重用黄芪，取补气生血之意，治血虚证及气血两亏证。还有《局方》十全大补汤，其功力又超过当归补血汤；再有十四味建中汤治气血不足，久病劳损之证；再有归芪建中汤，治疗脾胃虚寒，气血两亏之证。

五、黄芪配地黄

黄芪益气，地黄养阴，治疗气阴两虚之证。本证偏于中下焦，而生脉饮所治之气阴两虚应在上焦。如《兰室秘藏》方当归六黄汤，用黄芪配生地黄、熟地黄、当归、黄建、黄柏、黄芩，用黄芪益气固表，当归地黄补血养阴，三黄清热泻火，治疗气虚阴亏有火的盗汗证，确有一定效果。

六、黄芪配防风

黄芪配防风出自《世医得效方》中的玉屏风散，方中尚有白术。黄芪益气固表，防风走表而祛风邪，白术健脾补中，以助气血之源，故本方一可益气固表止汗，二可加固体表屏障，而预防风寒。在《医林改错》中，黄芪配防风成黄芪防风汤，"治脱肛，不论十年八年，皆有奇效。又加赤芍，成黄芪赤风汤，治痫证及腿瘫"。其用药特点皆为重用黄芪二两成四两，而其他药只用一钱。李东垣曰"防风能制黄芪，黄芪得防风其功愈大，乃相畏而相使也"。

七、黄芪配知母

这是张锡纯的用药手法，治气虚阴亏，虚热不退之证，说"人禀天地之气化以生人身之气化，天地将雨之时，必阳气温暖上升，而后阴云四合，大雨随之。黄芪温升补气，乃将雨时上升之阳气也，知母寒润滋阴，乃将雨时四合之阴云也。二药并用，大具阳升阴应云行雨施之妙，膏泽优渥，烦热自退，此不治之治也"。故在十全育真汤和升陷汤、理冲汤等方中黄芪与知母合用。

八、黄芪配桃仁

黄芪配桃仁、红花，为益气化瘀之法，适用于气虚血瘀之证，其代表方为王清任的补阳还五汤。另外，此三药相配，又名黄芪桃仁汤，治"产后抽风，两目天吊，口角流涎，项背反张，昏沉不省人事"。其组成为生黄芪八两，桃仁三钱，红花二钱。但笔者目前尚未发现临床有关报道，只能立此存照。笔者曾用补阳还五汤治疗进行性肌营养不良证，因瘀致痿证一例，取得良好疗效。

九、黄芪配升麻、柴胡

黄芪配升麻、柴胡，黄芪性温能补而升，得升麻、柴胡相助，则更能升阳补气，代表方为李东垣的补中益气汤，该方能益气解表，又能益气固表，能退气虚发热，能治头晕气短体倦之中气不足证，能升清降浊而治小便癃闭证，能升内脏于下垂之际，等等。张锡纯在此方的基础上去党参、当归、陈皮、白术、炙甘草，加知母、桔梗而成升陷汤，治胸中大气下陷之证，并详加阐述，对后世影响颇大。他还用黄芪配升麻、柴胡，再加当归，名为升麻黄芪汤，治产后小便不利，等等。此外尚有《证治准绳》方益气聪明汤，用黄芪配升麻等药，补中气升清阳散风热，治疗眼疾及耳疾。又有《脾胃论》消暑益气汤，用黄芪配升麻等，治疗暑湿伤气之证。这些都是临床常用的名方。黄芪虽为补药之长，适应面很广，但它和其他中药一样，也有禁忌证，缪希雍在《本草经疏》中指出"黄芪功能实表，有表邪者勿用；能助气，气实者勿用；能内塞，补不足，胸膈气闭闷，肠胃有积滞者勿用；能补阳，阳盛阴虚者忌之。"这些禁忌证一般来说是正确的，但若气虚外感，用补中益气汤之类益气解表，则又不可不知。

十、黄芪配人参

黄芪配人参是名符其实的补气药的强强联合，黄芪补而能走，人参补而能守，凡气虚不足、肺脾双亏等证，得参芪之补未有不取效者。如中气不足、气虚下陷之证，用补中益气汤；心脾两虚、气血不足之证，用归脾汤；暑湿伤气，气虚湿阻之证，用清暑益气汤；气血双亏，肺脾均损之证，用十全大补汤；劳损羸瘦、肺脾肾三脏均不足，用十四味建中汤。还有张锡纯之十全育真汤、升陷汤等，无不都是参芪联用。

十一、黄芪配白芷、皂角刺、当归等

黄芪能益气托毒、生肌排脓，又是外科虚证的常用药物，常用于正气不足、血亏营弱所致之痈疽不溃，或溃久不敛之证。如和消肿排脓之白芷、活血消痈之皂角刺、补血益营之当归等药组成之托里透脓散（《医宗金鉴》方）和托里消毒散（《外科正宗》方）等，治疗外科气血亏损之痈疽不能内消，或疮疡不能消溃，及溃后不能生肌敛口等症。

附：医案

下面是先父应用以黄芪为主药的方剂治疗的验案。

1. 脾虚发热

血吸虫病患者刘某，男，18岁。入院前20多天起病，全身骨酸，恶寒，继而发热汗出，手足心热，同时干咳无痰，食欲差，腹胀，大便溏泻，小便短而热。体检：身体消瘦，面色苍白，心肺（-），腹软，肝肿大三横指、质中等硬、有压痛，脾（－）。入院后，大便第二天孵化阳性，找到血吸虫卵，确诊为急性血吸虫病。开始用支持疗法，输血 400 毫升，注射泼尼松 1 周，当时热见平，一般情况好转，血红蛋白自 4.2 克增至 5.4 克，红细胞自 2.7×10^{12}/升增至 2.86×10^{12}/升，乃用小量的锑剂治疗，共用 1.21 克。但在锑剂治疗过程中，患者一般情况仍差，表现为面色萎黄，午后潮热，体温 38℃ ~ 38.5℃ 之间，四肢清冷，小便自利，大便溏软，唇舌俱淡，脉浮弦而数。经会诊认为肝病传脾，脾虚发热。采用肝病实脾法，处以归芪建中汤：黄芪 15 克，当归 15 克，桂枝 6 克，白芍 12 克，生姜 6 克，甘草 6 克，大枣 5 枚，饴糖 30 克（另冲）。每日 1 剂。共服 30 剂后，患者体温正常，症状消失，一切如常人，体重自 36.5 千克增至 39 千克，肝肿缩小为一横指，血红蛋白自 5.4 增至 7 克，红细胞自 2.86×10^{12} 增至 3.47×10^{12}/升，肝功能正常。

【按】脾虚发热，治用甘温，补中益气汤为其代表方。本例见面黄唇淡、肢冷便溏、小便自利等，而未见头晕气短、腹部坠胀，脉沉弱等中气下陷之症，其发热显系脾胃虚寒所致，故选用温中健脾之黄芪建中汤，而未用补中益气汤。且本病由肝传脾，黄芪建中汤不但能健脾扶土，还有柔肝抑木之功，故经治疗后不仅潮热退，肝脏疾患也得到好转。本案用归芪建中汤原方，不增一药，亦不减一药，且一方到底达一月之久，体现了先父善于守方的特点。

2. 脾肾阳虚，气虚下陷

李某，男性，38 岁。因患晚期血吸虫病，已形成腹水，而入院进行治疗。

检查：发育、营养中等，腹围平脐 78 厘米，腹壁紧张，肝、脾触诊不清楚。血常规检查：红细胞 3.1×10^{12}/升，白细胞 5.3×10^{9}/升。

中医诊察：面色萎黄，舌苔白润，下肢浮肿，呼吸缓和，少气懒言，食后腹胀，大便完谷不化，脱肛，小便余沥，夜寐盗汗，脉细缓。初步印象：脾肾阳虚，水湿停留，属于太阴兼少阴型。

治疗经过：初服防己茯苓汤 5 剂，腹胀未减、脚肿稍消，改用实脾饮加味 15 剂，配合金匮肾气丸。脘腹胀痛消失，盗汗停止，两脚浮肿未尽消，且脱肛如前，精神仍极萎靡。经用经络测定仪检查，发现肺经及大肠经指数偏低而不平衡，改用补中益气汤：黄芪 18 克，党参 15 克，当归 10 克，白术 10 克，陈皮 8 克，升麻 8 克，柴胡 8 克，炙甘草 5 克。连服 12 剂，腹水及下肢浮肿全消，精神、食欲、脱肛均显著好转。再做经络测定，肺、大肠两经指数已有升高，两侧趋于平衡，嘱带补中益气回家服用。

【按】本案患者，脾肾阳虚与气虚下陷同时存在。第一阶段的治疗只重视了脾肾阳虚，腹胀脚肿虽见减轻，而脱肛、神情萎靡依然如故，经过经络测定的提示并结合辨证，改用补中益气汤而大见其效。这说明，如果我们在辨证施治的同时，能配合做些相应的检查，定出客观指标，对于提高和普及辨证施治将大有帮助，这也应该是中西医结合工作中重点科研项目之一。

3. 产后肿胀

某血防站慢性血吸虫病第三期腹水患者曾某，女性，37岁。缘患者胎前肿移于产后，历时已月余。症见大腹肿满，下腹坠胀，不能行走，饮食减少，大便溏，小便不利，面色萎黄。唇舌淡白，脉象濡缓。据此脉症，认为证属产后气虚，病在太阴，拟东垣补中益气汤以升提中气为主，使气升而水自降。处方：黄芪15克，党参12克，白术10克，升麻7克，柴胡7克，当归10克，陈皮5克，炙甘草3克。每日1剂，饮食禁盐。在服药过程中，患者自觉舒适，小便也逐渐增加，连服30剂，一方到底，肿胀全消，饮食二便正常，面色红润，精神愉快，肝功能检查亦有显著改善。最后，结合锑剂治疗，效果良好，治愈出院。

【按】人体气机处于不断的升降运动之中，肝主升而肺主降，肾水宜升而心火宜降，肝气宜升而胆火宜降，而脾主升、胃主降又为气机升降的枢纽。在升降之中，脾主升又占主导地位，脾气不升可导致浊阴不降，而出现尿少水肿，升中气而浊阴自降，这便是著名的升清降浊的治疗方法。但也要注意到，同一病因也可出现完全相反的症状，如脾气不升，气虚不能固摄津液，也可见小便频频或失禁泄泻不止，不可不知。

4. 产后气虚尿闭

某医院产科患者吴某，女性，29岁。患者因在农村产院早期破水，经接生员接生无法娩出，而于1960年11月12日临院分娩。入院时膀胱胀满，经导尿后，以胎儿吸引器娩出。产后7天，小便均不能自解，每天非导尿不可。曾试用针灸治疗，效果不显，乃应邀会诊观察。患者产后1周，小便滴沥不通，小腹坠胀，近稍有寒热，出汗，口中和，无乳汁分泌，唇舌淡白，脉象虚数。据此脉症，认为病属产后气虚下陷，膀胱气化功能失常，即《金匮要略》转胞之类，虽兼有寒热，亦属气虚感冒所致。法取升提，拟用补中益气汤原方：黄芪18克，党参12克，升麻9克，柴胡6克，当归9克，白术9克，陈皮3克，甘草3克，并加川芎 6 克，生姜 3 片，红枣 5 枚。水煎服，日 1 剂，连服 3 剂。第一天无特殊反应，第二天乳来，第三天小便即能自解，感冒亦随之而愈。

【按】产后尿闭，相当于《金匮要略》的转胞症，原法用肾气丸治疗。补中益气汤出自李东垣，为治疗气虚发热的代表方，原适应证中并无尿闭。用补中益气汤治疗产后尿闭，充分体现了辨证诊治的重要性。虽见尿闭、无乳汗分泌和感冒三主症，但其因均和中气不足有关，故以补中益气汤升清降浊、益气解表，3 剂而愈。又张锡纯曾制升麻黄芪汤，即补中益气汤的缩方，法同升提，奏效亦速。升提法还可治疗内脏下垂、重症肌无力、泄泻、便血尿血、崩漏等病症，足见其实用价值是很大的。

5. 太阴气虚尿频

子宫颈癌Ⅲ期患者周某，49 岁。进行放射治疗近 4 周，小便频数而短，每夜尿 20 余次，有时失禁，尿中带血，且有灼热感，少腹坠胀，舌质稍黯，左侧有灰白苔，脉细弱无力。曾投以清热利湿之剂，诸症未减。六经辨证为太阴气虚下陷，膀胱气化失常证。投以张氏升陷汤：黄芪 12 克，知母 7 克，升麻 5 克，柴胡 5 克，桔梗 5 克，甘草 5 克。连服 5 剂，尿频，尿血已基本消失，继续完成了放射疗程。

【按】如果说癌证在中医学的文献中还可找出相似记载，那么因癌证进行放射性治疗所引起的病证，对中医就完全是新的课题了。子宫颈癌放射性膀胱炎，可表现为气虚下陷而尿闭，用升陷汤升清降浊清热利尿；亦可引起小便短赤，灼热尿血，属于心与小肠火下迫，治用导赤散清火凉血利尿。同一疾病，可表现得寒热不同，虚实迥异，这既体现了同病异治的治则，又显示了辨证论治的威力。而本案尿频甚至失禁，出现一派气虚症状，用益气升陷治愈。有是证用是方，重表现而轻病因，这也是中医的特点之一。

6. 虚黄（溶血性黄疸）

溶血性黄疸一词，虽不见于中医学文献，但自临床表现观察，似与尤在泾在《金匮要略心典》中提出的虚黄相同。20 世纪 50 年代，先父曾治疗一个原在某医院诊断明确之溶血性黄疸患者，为治疗观察方便起见，又将患者转至江西省中医实验院，以后又在门诊观察，治疗效果尚称满意。兹将该病例报告如下，并略加讨论分析。

患者刘某，男，未婚，工农中学学生，16 岁，江西泰和人，于 1954 年 11 月

12 日入院，主诉为头晕目黄，脾脏肿大，为时已两月半。

缘患者于 1954 年 8 月 24 日突发恶寒战慄、高热，两日后自觉寒热见好，同月 30 日服丸药（药名未详）数粒后，腹泻日 10 余次，大便带黏液及血，翌日，腹泻即停止。同年 9 月全身皮肤发黄，遂于 9 月 14 日入某医院，诊断为溶血性黄疸。先后共输血 2 升，用金霉素及青霉素等治疗，病情虽有好转，但症状仍在。10 月 7 日应邀会诊，患者症见面目淡黄，神色萎靡，唇舌淡白，少气懒言，全身极度疲乏，头晕心悸，不能起床，夜寐盗汗，时发虚热，口淡不欲食，大便溏，小便自利而黄，脉大而缓软。实验室检查：红细胞 1.08×10^{12}/升，血红蛋白 3 克，白细胞 9.7×10^9/升；黄疸指数 50 单位，凡登白试验直接反应阴性、间接反应阳性，尿胆原阳性，尿胆红素阴性。据此脉症，认为系虚黄证（脾虚黄疸），治宜甘温法，采用黄芪建中汤以补气生血为主。处方：黄芪 12 克，桂枝 6 克，白芍 12 克，甘草 7.5 克，生姜 7.5 克，大枣 5 枚，饴糖 30 克（另冲）。每日 1 剂，水煎温服，日 2 次。在该院住院期间，曾服 20 余剂，症状显著减轻，可以下床行走，眠、食、二便均正常，红细胞 1.67×10^{12}/升，黄疸指数减至 30 单位。因中医会诊后，输血及西药的主要治疗均停止，为了治疗与观察方便，遂转入江西中医实验院治疗。

入院时检查：巩膜有黄疸，面色亦轻度萎黄，舌苔淡白，脉搏 72 次/分，心尖部有贫血性吹风样收缩期杂音，肺无异常，肝在肋缘下一指半、质软有压痛，脾在肋缘下四指半、质硬、无压痛；既往患过疟疾，未经治疗，症状自行消失。实验室检查：红细胞 1.65×10^{12}/升，血红蛋白 3.5 克，白细胞 5.0×10^9/升；尿中胆红素阴性，尿胆原阳性（1:80）；凡登白试验直接阴性、间接强阳性，黄疸指数 28 单位。

治疗经过：因患者诸症大减，神色转佳，仍守原法继续进行观察与治疗。先用黄芪建中汤加党参、当归、禹余粮等 35 剂，后用归芪建中汤合真武汤加茵陈 18 剂。在住院治疗中，除偶有感冒外，一般经过良好，症状日渐好转。复诊：肝未触及，脾大二指半、质软、无压痛，共住院 63 天。出院时体重自 53 千克增至 60 千克，饮食二便正常，化验检查亦有显著进步，红细胞 2.89×10^{12}/升，血红蛋白 5.8 克，黄疸指数减至 20 单位，凡登白试验同前，尿胆红素阴性，尿胆原弱阳性（1:20）。

患者于 1955 年 1 月 13 日出院，嘱在门诊继续观察与治疗，归芪建中汤合真武汤加茵陈，每 10 剂制成合剂，共服 20 剂，继以归脾丸调理。2 月 19 日门诊检查：红细胞 3.17×10^{12}/升，血红蛋白 7.2 克，黄疸指数 11 单位，凡登白试验直接阴性、间接阳性。8 月 25 日门诊复查：红细胞 4.62×10^{12}/升，血红蛋白 8 克。

【按】本例当时由某医院转至中医实验院，诊断为溶血性黄疸的根据是：①凡登白反应直接阴性，间接强阳性；②尿中尿胆原增加，但胆红素阴性（可惜当时未做大便中尿胆原之检查）；③患者高度贫血，黄疸指数到 50 单位；④全身皮肤发黄，但无瘙痒感；⑤肝脾肿大。中医诊断为虚黄的根据是：①目黄面色淡，血不华色，唇舌淡白；②头晕少气，全身极度疲乏；③口淡不欲食，大便溏；④脉大而缓软；⑤小便自利而黄。

《金匮要略·黄疸病脉证并治》指出："男子黄，小便自利，当与虚劳小建中汤"，即是本例治疗基本法则。但古今医家对此条却有两种不同的看法：①主张此条属于黄疸病中的虚黄，如尤在泾《金匮要略心典》云："小便利者不能发黄，以热（包括湿）从小便去也，今小便利而黄不去知非热病，乃土虚而色外见，宜补中不可除热者也。夫黄疸之病，湿热所郁也，故在表者汗而发之，在里者攻而去之，乃大法也。然亦有不湿而燥者，则变清利为润导，如猪膏发煎之治也；不热而寒，不实而虚者，则变攻为补，变寒为温，如小建中汤之法也。"尤氏又在《静香楼医案》中指出"面目身体悉黄，而中无痞闷，小便自利，此仲景所谓虚黄也即以仲景法治之"。②认为本条所论为萎黄，并非黄疸，如近人陆渊雷《金匮要略今释》云："男子黄疸，非真黄疸，乃营养不良，肌肤萎黄，建中汤既不能治黄疸之原因，又不能排除黄色素，乃是糖质滋补，治其贫血萎黄耳。"今从本病临床实际看来，可以说尤氏发挥仲景医学，确有精辟独到之处，而陆氏所论实为知其常而不知其变。黄疸后世有阳黄、阴黄之分，阳黄即仲景所称"身黄如橘子色"之茵陈蒿汤证，阴黄即仲景"于寒湿中求之"之黄疸。这两种黄疸均离不开湿邪为患，故均有小便不利。而虚黄则为"土虚而色外见"，故具有脾虚血亏、小便自利的特点。足见仲景所谓"小便利者不能发黄"乃所以言其常；"男子黄，小便自利"乃所以言其变。至于女劳疸条亦有小便自利之症，则又为肾虚夹瘀血所致，故除肾虚症外，又有"额上黑……大便必黑，时溏"，其治疗又当先用硝石矾石散燥湿化瘀开始，再用补肾扶正之品。

关于黄芪建中汤作用于虚劳（指脾阳虚），如《中国医学大辞典》云："小建中汤为甘温扶脾胃之法，从中宫着手，使之输送于脏腑百脉，犹虑其不足也，再加黄芪之大补元气者以厚其力，俾五劳七伤之虚损，皆由此以复原。"今用此方以治虚黄患者，乃宗仲景之法。此外《柳选四家医案》中亦有此种治例。近查《湖南中医杂志》1987 年第 5 期，有陈麟医师发表治疗溶血型黄疸 1 例，用小建汤合当归补血汤治愈，均可供参考。

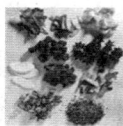

第四讲
桔梗、杏仁和提壶揭盖

一、提壶揭盖的来历

提壶揭盖为中医的治法之一，意即通过宣肺利水，以达到通利小便、消除水肿的目的。

因肺为水之上源，具有通调水道，下输膀胱的作用，但如果肺气闭塞，不能宣达，它也就不能肃降。失去肃降作用，它也就不能通水道了。《中医大辞典》对提壶揭盖的解释是："治法，用宣肺或升提的方法通利小便的一种借喻。肺与脾肾三焦膀胱等脏器分司水液代谢，维持水道的通调。肺主气，为水道的上源，在肺气闭阻，肃降失职，影响其他脏器的气化失司的情况下，可出现喘促胸满、小便不利、浮肿等症，治疗应选宣肺降气，这一经验，喻为提壶揭盖之理，故名。"然而条目中未提及"提壶揭盖"这一治法术语始于何人，始于哪本书。经查文献，发现有两处提及相类此法。一是《古今医案按·卷第六》记载："朱丹溪治一人，小便不通，医用利药益甚，脉右寸颇弦滑，此积痰在肺。肺为上焦，膀胱为下焦，上焦闭则下焦塞，如滴水之器，必上窍通而后下焦之水出焉，以药大吐之，病如失。"二是在陈修园《时方妙用·卷四》中谈到："癃闭证，小便点滴不能，……有用补中益气汤后以乎探吐者，如滴水之器，闭其上窍而倒悬之，点滴不能下也，去其上窍，则下窍通矣。"此两处内容都提到小便不通，都是用了吐法，都提到宣肺以利水的形象比喻。然后此两处者未提到"提壶揭盖"这一术语，也未提到此法亦可用来治疗水肿。至于具体提及用提壶揭盖法利水消肿，治疗水肿病，尚不知为何人，望知之者有以教我。

提壶揭盖的代表药物为桔梗杏仁，两者虽然都能开宣肺气，然而桔梗苦辛性平，宣而能升，号称舟楫之药，能清利咽喉，理气开胸，载药上行；杏仁苦辛而温，开而能降，故能平喘止咳，润肠通便。关于桔梗为舟楫之药，最早提出的是金代张元素，这一形象提法，得到了后代医家的认可，但到了清代张志聪，却不以为然，提出了不同看法，他在《本草崇原》中说："张元素不参经义，谓桔梗乃舟楫之药，载诸药而不沉。今人熟念在口，终身不忘。夫以元素杜撰之言为是，则《本经》几可废矣。"张姓历来出名医，这两位张姓大家意见反佐，然究之诸医用药习惯及临床积累，当以张元素之说为是。

二、曹颖甫的发挥

在近代，用宣肺利水法治疗水肿，并进一步阐明其道理的当数曹颖甫，他曾治一贾姓小孩，患儿手足并肿，腹大如鼓，小便不通，处以麻黄五钱，熟附子五钱，细辛三钱，小便微通而胀如故。复诊时，其门人陈道南用麻黄六钱，并于原方中加杏仁桔梗，一夕而小便大行，明旦肿已大消，周身微汗而病愈矣。他因此而大有启发，在《金匮发微》中写道："利小便人但知为五苓散，发汗人但知为麻黄汤，此泥于成方，不知水病者也。……然亦有当利小便之证，要先行发汗而小便始通者，盖大气不运，则里气不疏；肺气不开，则肾气不降。故常有屡进利水之药小便终不利者，职是故也。并有当发汗之证，必兼利小便而始愈者，盖发汗则表疏，在里之水不能尽去，势必由下焦如渎运输而始畅，非因势利尿，则余邪不清也，变而通之，存乎其人。"这就把宣肺通下、发汗利水的关系说得很清楚了。其实，重视水肿从肺治的医家，古今都有。如喻嘉言云："凡禽畜之类，有肺者有尿，无肺者无尿。故水道不利成肿满，以清肺为急。此义前人阐发不到，后之以五苓、五皮、八正等方治水者，总之未悟此旨。"其实禽类也都有肺，不过其消化、泌尿、生殖三系共有一殖泄腔，屎尿不分而已。但喻氏强调水肿治肺还是值得重视的。又如现代国医大师周仲瑛就指出："实践证明，急慢性肾炎，不论有无水肿，凡临床症状涉及到肺的，俱可采取治肺的方法。"而具体方法，有疏风宣肺，顺气导水，清肺解毒，养阴补肺等数种方法。

三、桔梗、杏仁治产后尿闭

先父既受业于曹颖甫老先生，当然对曹氏学术观点，用药手法比较了解，也能熟练运用，他在早年曾有一产后尿闭经案，取得了较好疗效：黄氏妇，吉安固江人氏，难产数日未下，乘车来吉安就医，产于途中，孩体无碍，但产妇则因用力过度，以致小溲点滴不通，急胀难忍。诊为产后膀胱气化不宣，法宜升开。处方：白桔梗 3 克，光杏仁 9 克，川升麻 2.4 克，全当归 12 克，猪苓 6 克，肉桂 0.9 克，泽泻 4.5 克，琥珀屑 0.9 克，木通 3 克，益母草 4.5 克，生甘草 2.4 克，1 剂而小便通利，惟大便不解，腹块作痛，续用生化汤加减，以行瘀通便，遂告痊愈。

此病案一剂而小便通利，收效甚速，本处方考虑到三种情况，一是用桔梗、杏仁宣上窍利下窍；二是用升麻升提，升清以降浊；三是用泽泻、木通、肉桂从下利尿通闭；四是因为是产后，故用了当归、琥珀、益母草养血化瘀，故能效如桴鼓。

四、宣肺利水饮的运用

笔者受曹师及先父影响，也每于治水方中用桔梗、杏仁，提壶揭盖，宣肺利水，并取得一定疗效。现举病案一例于下。

笔者早在 20 世纪 70 年代回乡探亲时，曾治过一些患者，其中有一患儿长期水肿并有蛋白尿，在当地诊为慢性肾炎，经乡、县、地区医院治疗效果不显，且费资不少，患儿母亲守寡在家，经济甚为拮据，因而放弃治疗，此事乡里皆知，且甚为同情。根据患儿咳嗽气促尿少水肿的特点，处一方给予治疗，随即返昌，当时并不知疗效如何，也未曾记下具体方药，数月后，有堂弟来昌，告知患儿服方三十来剂后，水肿尽消，后因患儿偷食咸辣椒，水肿又发，患儿母亲又守方服用十来剂，水肿又消。后当地赤脚医生用此方治肾炎水肿，也有疗效。此事因而在当地传为佳话，不少人抄下此方，视为神效秘方。笔者也从堂弟处录下此方，其组成：桔梗 4.5 克，杏仁 6 克，薏苡仁 6 克，茯苓 9 克，猪苓 6 克，陈皮 3 克，大腹皮 6 克，木通 3 克，泽泻 6 克，五加皮 3 克，葱白一小撮。此方实为五苓散合五皮饮的一个加减方，并无何奇特之处，其中可以提出参考者，一是用了桔梗、杏仁提壶揭盖，宣降肺气，开上窍以利下窍；二是用了葱白，作为药引，通阳以利水。此方平淡而如此疗效，即在意料之外，又在医理之中，敝帚自珍，将其命名为宣肺利水饮，并写一短篇发表在《新中医》1979 年第 1 期。

五、反复验证确有疗效

数年之后，有江苏省东台县梁垛医院杨广林医师，去函《新中医》，云他运用宣肺利水饮确有疗效，《新中医》将其刊登在 1987 年第 7 期上。全文如下：

1979 年第 1 期《新中医》载"也谈肾炎从肺施治"一文中"宣肺利水饮"一方，经笔者反复验证，治肾炎确有疗效，后扩充治其他水肿病，亦有疗效，今特报道，以兹佐证。

王某某，男，24 岁，农民，因剧烈咳嗽，咯吐黄色稠痰一周，胸透提示支气管周围炎，给予四环素、棕色合剂治疗，咳嗽消失，继出现周身水肿，尿少色黄，食欲不振，精神倦怠，舌苔腻微黄，脉濡滑，白细胞（＋），治以宣肺利水，理脾利湿，以宣肺利水饮方，改成人药量，加生白术，桑白皮各 10 克，2 剂身肿即消，继服 1 剂，病告痊愈。

顾某某，女，5 岁，面及周身浮肿一年余，经县某医院诊为肾炎，长期给予青霉素、维生素 C、泼尼松、氢氯噻嗪、氯化钾等，病情反复，尿蛋白持续（＋－－＋＋），易患感冒，感冒后病情诱发加重，患儿父母心情焦虑不安，前来求治，症见全身浮肿，轻度咳嗽，精神萎靡，纳差，小便少，用宣肺利水饮原方加生白术 6 克。服药 5 剂，肿消如常人，尿蛋白消失，再予参苓白术丸巩固疗效。2 年后后访，患儿发育正常。

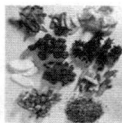

第五讲
寒热药并举面面观

寒证治以热药，热证治以寒药，虚证治以补药，实证治以泻药，这是治病的常用法则，然证有寒热夹杂之时，病有虚实并存之状，这样就不能用单纯的寒热药，或单纯的补泻药，而是要寒热药并举，补泻药同用，这就大大地丰富了中医的治疗手法，扩大了中医的治疗范围。

在寒热药并举方面，从文献资料到临床应用都极为丰富，其原因便在于寒热夹杂的病证非常多。如表寒里热证，上寒下热证，中焦寒热夹杂证，少阳及厥阴的寒热错杂证等，这些都需要寒热并举才能收到良好效果。

当然，寒热药并举并不都是治疗寒热夹杂证，有时单纯的寒证或热证，亦可寒药和热药同用。如《金匮》寒实内结用大黄附子汤，取大黄之用，附子之性，祛寒泻下，正如《医学心悟》所说"有阴结之症，大便反硬，得温则行，如开水解冻之势"。又如黄土汤治虚寒性大便远血，在一派附子、伏龙肝等温热药中，掺入寒凉药黄芩，作为反佐，以防温燥动血的副作用。又如麻杏石甘汤，治肺热咳喘，方中石膏清热为君药，麻黄宣肺定喘，两药相配，正如《伤寒论讲义》所说，"石膏倍重于麻黄，则宣肺平喘而不温燥，清泄肺热而不凉滞，使麻黄辛温之性而转为辛凉之用。"

一、仲景寒热药并用举例

用寒热药并举的方法治疗寒热夹杂证，古已有之，如《伤寒论》113 方中，寒热并举的方超过 40 首，而《金匮要略》262 方中，此类方接近 50 首。仲景寒热并举的方剂，应用情况主要有以下几种。

1. 表寒里热证

代表方有大青龙汤、小青龙加石膏汤等，如《伤寒论》第 38 条 "太阳中风，脉浮紧，发热恶寒，身疼痛，不汗出而烦躁者，大青龙汤主之"，文中 "烦躁"为内热的表现，是用本方的重要条件。

2. 寒热夹杂证

这里主要提的是中焦寒热夹杂，脾胃运化失常，造成中焦痞满之证。代表方有半夏泻心汤、生姜泻心汤和甘草泻心汤，三方的特点是用芩连之苦以泄热和胃，用辛温姜夏驱寒散结，并用参草枣等补益脾胃，合而有辛开苦降和中消痞之功。

3. 上热下寒证

指的是胸中有热，胃中有寒，出现腹痛欲呕的病证，如《伤寒论》173条"伤寒胸中热，胃中有邪气，腹中痛，欲呕吐者，黄连汤主之"。本证的治疗，还包括干姜黄芩黄连人参汤和栀子干姜汤。

4. 寒热错杂证

指的是病在厥阴，寒热错杂虚实夹杂的病证，其特点，一是如326条所云："厥阴之为病，消渴，气上中心，心中疼热，饥而不欲食，食则吐蛔，下之利不止。"二是厥热胜复，即发热和厥逆交替出现。此外，尚有少阳半表半里的寒热夹杂证，在小柴胡汤中，用柴胡、黄芩配人参、半夏等。

5. 历节寒热夹杂证

如果说以上寒热夹杂证都是在脏腑，历节寒热夹杂证则主要在肢体，在关节，在经络，最著名的便是《金匮要略》的风湿历节证，如第四篇第六条"诸肢节疼痛，身体尪羸，脚肿如脱，头眩短气，温温欲吐，桂枝芍药知母汤主之"。此外尚有《千金》三黄汤，组成为麻黄、黄芪、黄芩、独活、细辛，治"百节疼痛，烦热心乱，恶寒"之证。再有白虎加桂枝汤，虽说是治热痹，但也应该是寒热夹杂，热多寒少的痹证。

在寒凉药中，仲景主要用了石膏、知母、黄连、黄芩、栀子、大黄等几味，按照归经和用药习惯，石膏、知母主要是清胃热，即阳明经证之热，以大热、大渴、大汗、烦躁等为主症，如白虎汤便是。还可用于治肺热，如麻杏石甘汤。黄连主要是清心火，清心经之热，如泻心汤治疗心火亢盛的吐血、衄血；黄连阿胶汤治疗心火内盛的"心中烦，不得卧"。黄芩以清少阳胆火为主，如大小柴胡汤治少阳证；后世蒿芩清胆汤清胆和胃，治寒热如疟。后世又多用以治肺热，如定喘汤，用麻黄配黄芩等，治外寒肺热的喘咳病证。栀子后世云清三焦之热，但仲景主要还是用于清上焦之热，如栀子豉汤治虚烦不得卧，心中懊恼，心中结痛；

栀子大黄汤治心中懊恼或热痛的酒黄疸。大黄清泻肠胃之火，如大承气汤、小承气汤等，有通便泻火，推陈出新之功，后世吴鞠通发展成宣白承气汤、增液承气汤及黄龙汤等。但在这些寒凉药的运用中，分中有合，合中有分，不可过于呆板。如《景岳全书》指出："夫火有阴阳，热分上下，据古方书咸谓黄连清心，黄芩清肺，石斛芍药清脾，龙胆清肝，黄柏清肾，今用之者多守此法，是亦胶柱也。大凡寒凉之药皆能泻火，岂有凉此而不凉彼者。"这话是有一定道理的，药物要讲归经，但也不能只拘泥于归经。

二、黄连与热药配伍

仲景在寒热药配伍方面，有麻黄配石膏，栀子配干姜，桂枝配知母，附子配大黄等，但配伍机会最多、用得最广的却是黄连，仲景和后世用黄连的例子也不少，现举例如下。

1. 配半夏

仲景的半夏泻心汤、甘草泻心汤和生姜泻心汤，均用黄连配半夏，辛开苦降，平调寒热，治中焦寒热夹杂的痞证。其中半夏泻心汤症状运用机会最多，是治疗各类胃炎的常用方剂。后世黄连温胆汤和此类似。

2. 配干姜

除三泻心汤及干姜黄芩黄连人参汤外，后世最著名的，便是《张氏医通》中的连理汤，此方为理中汤加黄连、茯苓，治疗脾胃虚寒而肠中有热之泄泻证，现多用来治慢性肠炎，颇为有效。

3. 配附子

如《伤寒论》155条"心下痞，而复恶寒汗出者，附子泻心汤主之"，用黄连配附子，泻热消痞，扶阳固表。当然在乌梅丸中，亦有两药相配的内容。

4. 配桂枝

最典型的代表方为黄连汤，治胸中有热，胃中有寒的呕吐腹痛证。此外《金匮》中有阳旦汤治疗产后头痛恶寒，时热干呕，阳旦汤一说为桂枝汤加黄芩，和桂枝配黄连比较接近。

5. 配苏梗

黄连配苏梗，名为苏连丸，出自王孟英。方中用苏梗理气和胃，用黄连清热降逆，以治疗妊娠呕吐，常能取效。笔者曾治一妊娠呕吐患者，连呕 4 天，滴米未进，经治不愈，用苏连饮加麦冬、西洋参等和胃降逆养胃益阴，一剂而呕止食进。

6. 配木香

黄连配木香，而成香连丸，本方出自《太平惠民和剂局方》，用黄连清热，木香化湿，治疗湿热痢疾，见脓血相兼，腹痛不舒，里急后重等症者，在辨证方中配用本药是治痢的常用方法之一。

7. 配吴茱萸

黄连和吴茱萸相配便成左金丸，治肝郁化火，而见脘胁胀痛，呕吐吞酸，口苦苔黄之证，本方重用黄连以清热，而轻配吴茱萸，一以引药入肝经，二为防制黄连苦寒太过；三为开郁降逆。本方出自《丹溪心法》，以肝木在左，而金能克木，故名左金丸。

8. 配肉桂

两药相配成交泰丸，治疗心肾不交之失眠，本方出自《韩氏医通》，方中用黄连清心火下交于肾，用肉桂温肾火，使水液蒸腾上交于心，心肾相交而失眠消除。用肉桂还有引火归元的作用。

9. 配厚朴

如《霍乱论》王氏连朴饮中，治疗湿热困于肠胃中，出现呕吐泄泻、胸闷厌食等症，方中黄连清热，厚朴化湿，此外尚有石菖蒲、半夏、豆豉、焦栀子。达原饮和清脾饮，以厚朴和黄芩相配，手法相似，先父用以治疗血吸虫病急性期，湿热困于脾胃而致发热的患者，所不同者，达原饮兼有阳明症状，而清脾饮兼有少阳症状。

三、温散清里药并施

表里寒热夹杂，主要表现为表寒里热，本法主要用于表寒里热证，而本证的形成有两种情况，一是外感寒邪，由于寒主收引凝敛，皮毛闭塞，营卫不通，气机郁闭而生内热；二是由于素体阴虚阳盛，内伏热邪，感受外寒之后而成，此即《温病条辨》所说"温自内发，风寒从外搏，成内热外寒之证"。本证的临床表现，一方面见发热恶寒，头痛身痛，脉浮紧无汗等表寒实证，另一方面见烦躁口渴，苔黄尿黄等里热实证。表寒证和表寒里热证，其重者，可供鉴别的症状甚多，辨别不难。其轻者，也只要有寒热两种不同的病因存在，就必然有寒热两种不同的症状可供区别，如寒风闭热所致之感冒，其轻者，除鼻塞流涕外，必兼自觉鼻干，或自觉出气灼热；稍重者，除恶风恶寒外，自觉烦热，舌苔虽白而干，或见舌尖红等。

表寒里热的代表方为《伤寒论》的大青龙汤，对本方的临床应用，程门雪老中医指出："我对大青龙汤之重视，远远超过麻黄汤之上，大青龙汤合麻黄、桂枝、石膏于一方，而佐以姜枣，使不致因石膏之寒而碍表，为外寒束其内热出一主要方法。烦躁乃用石膏之惟一主证，但不汗出而烦躁者，仍当以取汗为第一义。其合辛甘发散，辛凉清解于一方，比较复杂而细致，实开后学无数法门。"并认为后世九味羌活汤等，大多由此发源而来，法同药不同而已。

至于表寒内热症状不那么严重，症状较轻或挟有湿邪者，可考虑用人参败毒散加黄芩、栀子、竹叶等治疗。如笔者曾治一程姓患者，男性，18 岁，发热恶寒，体温 39.4℃，身重无汗，肢末不温，口渴而不多饮，胃呆恶心，小便色黄而有热感，舌苔白，脉浮数。认为证属风寒外感，内有郁热，并挟有湿邪为患，用人参败毒散加减：党参 10 克，羌活 7 克，独活 7 克，葛根 10 克，桔梗 7 克，枳壳 7 克，茯苓 10 克，川芎 5 克，黄芩 7 克，竹叶 10 克，甘草 3 克。1 剂微汗出，体温降至 37.5℃，但仍微恶风寒，守方再进 1 剂，寒热均罢，诸症均退。俗云"出门一把伞，人参败毒散"，可见，其适用范围还是很广的。

表寒里热证候中，有一种突出地表现为表寒肺热，除烦躁口渴外，还有咳嗽气喘，胸闷发哮等症状，在支气管炎、大叶性肺炎、支气管哮喘、支气管哮喘、肺气肿、肺源性心脏病中常可见到。在《金匮要略·肺痿肺痈咳嗽上气篇》中，有一肺胀病，乃因外感风寒，肺有痰饮郁热而引起，出现咳嗽气喘烦躁等症，其寒饮偏重而郁热轻者，用小青龙加石膏汤，郁热偏重而寒饮轻者，用越婢加半夏汤。而以温药散寒化饮，以凉药清里热，则为两方共同点。肺胀不愈，影响到肺通调水道的功能，又可发展为风水，治疗又宜用越婢汤，这也是一个疏散风寒，清热利尿的著名方剂。以上各方用药特点之一，都是以麻黄和石膏相配伍，麻黄不仅可外散风寒，且得石膏而更能发挥其平喘或利尿作用；石膏得麻黄，则清透郁热之力更强，这是仲景用药特点，值得重视。

正因为外寒肺热为咳喘常见类型，张锡纯特别强调小青龙加石膏汤的临床应用，他在《医学衷中参西录》一书中指出："愚用小青龙治外感痰喘，屡次皆效，然必加生石膏或七八钱，或至两余，若畏石膏不敢多用，即无效验。"此说可供我们临床参考。

四、脾胃药寒热同用

脾胃（包括肠）的寒热夹杂证，多见于消化系统的胃及十二指肠溃疡、胃炎、肝炎、胆囊炎、肠炎、痢疾以及胃肠功能失调等疾病中，在临床寒热同现证候中所占比例极大，究其原因，有以下几点，一是脾胃都主运化饮食，食物的冷热苦辛，药物的寒热温凉，首先影响到脾胃，所谓"阳明为市"是也。二是脾胃同处中焦，脾属脏为阴，胃属腑为阳，邪从阴化则寒，邪从阳化则热。三是脾主升清，胃主降浊，升降失常则中焦气机阻塞，亦易产生寒热变化。现就本临床上常见的三种类型介绍如下。

第一是胸热胃寒证，《伤寒论》第178条："伤寒，胸中有热，胃中有邪气，腹中痛，欲呕吐者，黄连汤主之。"本证的病机为胸热胃寒，中焦气机升降失常，以呕吐为主症。从临床观察，其具体症状有呕吐、反胃，不欲饮食，胸中烦热或伴有疼痛；胃腹疼痛，口不渴或渴喜热饮，舌苔或黄或白。治用黄连汤，本方为和解剂，由小柴胡汤化裁而来，后者为寒热往来，病在半表半里，故用柴胡、黄芩、生姜等和解表里；前者为寒热夹杂，上下为病，故用桂枝、黄连、干姜调理上下之寒热，且有和胃降逆之功。如患者张某某，女性，38岁，1周来呕吐酸水，胸腹疼痛而有热感，喜以冷物抚摩，饥而不饮食，食则痛甚，脉象沉弦而数，舌苔白而厚腻，口不渴，二便正常，诊为肝胃不和，寒热夹杂，主以黄连汤加吴萸：党参10克，半夏10克，桂枝7克，黄连5克，干姜2克，吴茱萸3克，甘草2克，大枣7克。服2剂呕吐止，白天胃痛消失，但入夜仍痛，于原方加白芍12克，4剂而诸症全退，后以归芍六君子汤调理善后。

第二是胃寒肠热证，也就是脾胃虚寒与肠间积热同时出现的证候，以泄泻为主症。其表现，一方面多见面色不华，喜暖恶凉，四肢欠温，精神软弱，食欲不振，遇寒受冷或饮食不慎常导致腹泻；另一方面又口苦或口渴喜热饮，便泄而里急后重，或肛门灼热，或挟有脓血便，或有苔黄小便黄等。慢性痢疾或肠炎在急性发作时，往往有这种表现，治疗宜用《张氏医通》的连理汤，温中健脾，又兼清化肠热。如笔者曾治一袁姓患者，男性，40岁，自诉7年前得血吸虫病用锑剂治疗后，长期腹泻不愈，时轻时重，经治不见有效，现症见大便溏泻，日2～3次，色乌黑，腹痛而有后重感，四肢不温，口苦不思饮，舌根部有黄苔，脉象弦缓，左寸独弱，询之有心悸失眠存在，从脾胃虚寒中挟肠热治疗，选用连理汤，并加桂枝、芍药，配甘草以养心阳益心阴：太子参15克，炒白术10克，炮干姜7克，茯苓10克，川黄连3克，白芍7克，桂枝7克，黄芩7克，炙甘草7克。服药2剂后，失眠好转，人觉舒适，他症无变化；5剂后，觉诸症好转，大便成形，患者欣喜异常，谓近年来所未见也；守方去黄芩，又3剂，大便转黄转硬，精神甚佳，但曾有间歇性轻微腹痛，再加广木香3克，患者因回家心切，欣然带药出院。

第三种是中焦寒热夹杂，由于寒热互结于中焦，气机阻滞不通，因而产生疼痛；脾胃运化失常，因而产生泻利，还有肠鸣，痞满，呕吐等症产生。如：罗某，女，57岁。近数年来常发生腹泻大便如酱，1日数次，未曾确诊。近因卵巢囊肿蒂扭转而行卵巢切除术，术后1星期腹痛剧烈，每隔15分钟至30分钟发作1次，同时腹部胀起，患者呻吟不止，辗转不安，伴有呕吐、口苦、口干，大便如酱样，小便黄，舌苔黄，脉象沉弦。从脉症分析，证属气滞热郁，但病发于手术之后，又当考虑到瘀血为患，故从清热解郁、活血止痛治疗。用四逆散合失笑散、左金丸加减：柴胡10克，白芍10克，赤芍10克，枳壳10克，蒲黄10克，五灵脂10克，厚朴10克，黄连6克，吴茱萸3克。水煎服，1日1剂。2剂后，腹痛大为减轻，但腹泻不止，多则日达10来次，便如果酱，无里急后重及灼热感，口中和，舌淡润，苔薄黄，脉细而弦。改从调理脾胃，和解寒热施治：高良姜10克，香附10克，延胡索10克，枳壳7克，当归10克，木香5克，黄连6克，炒白术10克，鸦胆子40粒（去壳取仁装胶囊，分2次吞服）。服2剂，症状便趋好转，腹痛基本消失，腹泻得止，仍守上方减黄芩为6克，鸦胆子为30粒。又服3剂，大便有时成形，有时稍软，但未见稀便，间有轻微腹痛，食欲不振，口淡不渴，体倦乏力，小便清长，苔白脉细缓。脾胃虚寒之象较著，改用温中健脾之法，以小建中汤加减善后。半年后访得患者腹痛腹泻未发，体力增进，能做挑水等较重家务劳动。

本案以腹痛和下利为主症，而腹痛发生在手术后，故用四逆散合失笑散，痛减有效。后又用良附丸、香连丸等施治而有效。本证用鸦胆子，是因为久泻酱便、时发时止，当属休息痢范围，而鸦胆子治痢证有一定效验。如《医学衷中参西录》指出本药"不但善治血痢，凡诸痢证皆可用之……其善清热而性非寒凉，善化瘀滞而力非开破，有祛邪之力兼有补正之功，诚良药也"。本病例能取得较好疗效，除辨证施治外，和用鸦胆子大有关系。从西医角度来看，本病似属阿米巴痢疾，而鸦胆子可杀阿米巴原虫，正可用来治疗本病。

五、痹证的温清并举

痹证的寒热夹杂在临床并不少见，或因感受风寒湿邪，而人体阳气偏旺，容易产生内热，形成寒热夹杂，其临床表现，如关节红肿热痛，而又畏寒怕冷，不能下冷水；或关节肿痛而有发热感，但又手指清凉，得温则舒，或口干渴而喜热饮，或身热而盖衣被，等等。其用药便也应寒热并举，最典型的便是《金匮要略》中用桂枝芍药知母汤治疗风湿历节，方中既有桂枝、麻黄、附子等温阳散寒、通络止痛，又有知母、芍药清热养阴。是临床治疗风湿性关节炎及类风湿性关节炎常用方剂。此外，白虎加桂枝汤中，用桂枝配石膏也是治疗痹症寒热夹杂的常用药物。如患者焦某某，女51岁，2005年5月18日初诊。其子来院求医，云患者患关节炎多年，近1个月来先是腕关节红肿热痛，后转至膝关节也红肿热痛，但全身怕冷，得暖则舒。口干渴，饮水较多，而且全身难受，关节屈伸困难，只能卧床休息，不能下地活动。据所述症状，拟从热痹热施治，以白虎桂枝汤合活络效灵丹施治。生石膏30克，知母15克，桂枝10克，赤白芍各15克，忍冬藤18克，地龙10克，薏苡仁15克，制乳没各10克，祈蛇10克，甘草8克，大枣7枚。5剂。

5月23日，患者亲自来诊，云服药后疼痛大减。能下地自由活动，口渴亦减轻，舌上少苔，脉弦而稍数。守上方去地龙，忍冬藤，加鸡血藤18克，丹参15克，7剂。6月1日，其子来代诊，云症状继续好转，再以养血清热止痛剂善后。

10月24日，患者带一患者来看病，云从6月份起，关节炎一直未发作。本案是生石膏和桂枝寒热并用的病例，白虎加桂枝汤出自《金匮要略》，在疟病篇中，"温疟者，其脉如平，身无寒但热，骨节疼烦，时呕，白虎加桂枝汤主之"。本方原为温疟而设。在《温病条辨》中，疾病条文被调整为"骨节疼烦，时呕，其脉如平，但热不寒，名曰温疟，白虎加桂枝汤主之。"突出了"骨节疼烦"，而现在临床上多用来治疗热痹。生石膏辛甘而寒凉，能清阳明之热，故白虎汤中用为君药，张锡纯谓其："凉而能散，有透表解肌之力，外感有实热者放胆用之，直胜金丹。"本方中配以桂枝则能直达经络关节而清其邪热，桂枝得石膏相配则能温经散寒止痛而不显其热。

六、失眠症寒热夹杂

伤寒和金匮中，加龙骨牡蛎汤类方共有5首，如《伤寒》中第107条"伤寒八九日，下之，胸闷烦惊，小便不利，谵语，一身尽重，不可转侧者，柴胡加龙骨牡蛎汤主之"，这是伤寒误下，病入少阳，邪气弥漫，烦惊谵语的证治。第112条"伤寒脉浮，医以火迫下之，亡阳必惊狂，卧起不安者，桂枝去芍药加蜀漆牡蛎龙骨汤主之"，这是伤寒误用火法，亡心阳而惊狂的证治。第118条"火逆下之，因烧针烦躁者，桂枝甘草龙骨牡蛎汤主之"，这是伤寒误治致心阳虚烦躁的证治。《金匮》虚劳篇第8条"夫失精家，少腹弦急，阴头寒，目眩发落，脉极虚芤迟，为清谷亡血失精，脉得诸芤动微紧，男子失精，女子梦交，桂枝加龙骨牡蛎汤主之"，这是阴阳两虚遗精梦交的证治。方后注解指出"小品云：虚弱浮热汗出者，除桂，加白薇、附子各三分，故曰二加龙骨汤。"以上各方的一个共同特点，就是都有惊狂、烦躁、失眠、失精梦交等精神情志方面的症状。

柴胡加龙骨牡蛎汤，在仲景方中，除乌梅丸外，这是寒热并举第二个大方。因病仍在少阳，故以小柴胡汤为基本方和解少阳，因下后邪热内陷，故用大黄黄芩清泻里热。因身重不可转侧，乃用桂枝通阳和表；因邪热内扰神明，故用龙骨、牡蛎重镇安神。徐灵胎指出龙牡"能收敛正气，凡心神耗散，肠胃滑脱之疾，皆能已之。且敛正气而不敛邪气，所以仲景伤寒之邪气未尽者，亦用之"。在近代善用龙骨、牡蛎者当数张锡纯，在《医学衷中参西录》中多有阐述和发挥。

柴胡加龙骨牡蛎汤，笔者用以治疗以失眠为主症的神经衰弱，确有较好疗效。如大便不结者，用黄连代大黄；因铅丹有毒，多用代赭石代之。如患者汪某某，男，70岁，教师。2006年4月21日首诊，近日因妻子患病而心情焦急，加上感冒发热，致病情加重，现感到身上一阵冷一阵热，上面热下面冷，口干口苦，口中乏味，食欲差，心中烦热，头汗出，身上少汗。夜寐甚差，夜只能入睡两三小时，甚则彻夜不能入睡，甚为痛苦。大便不结，小便一般，舌苔黄腻，脉沉缓。诊为少阳寒热夹杂，热邪扰心，致心神不宁。治用柴胡加龙牡汤加减：柴胡、黄芩、法半夏各 10 克，党参 12 克，茯神 12 克，黄连 6 克，代赭石、生龙牡各 30 克，生姜 2 片，甘草 8 克，大枣 7 枚，二诊 4 月 24 日，服药 3 剂，寒热感减轻，睡眠好转，但感疲倦乏力，苔腻稍减。守上方党参用至 18 克。三诊 4 月 28 日，云前三日寒热不明显，睡眠大有好转，昨日因妻子准备动手术，心中牵挂，又发寒热，失眠严重，下肢寒冷并有针刺样疼痛，仍在第一方基础上去代赭石，加秦艽 10 克，杭白芍 8 克，酸枣仁 15 克。服 3 剂寒热全除，夜眠六七小时，并高高兴兴南下广州看望妻子，在广州来信表示感谢。

过不了多久，至 5 月 26 日，有患者李某某，云 10 年前因车祸精神受刺激，致失眠逐渐加重，一般只能入睡二三小时，白天也难以入睡，严重时整夜不睡，而且每天都有寒热发作，先是怕冷，拥衣而坐，然后躁热不安，腰背汗出，历时二三小时方罢，过去主要靠用安眠药维持睡眠，剂量逐渐加重，现服至五六片都不起作用。刻下口苦口干，饮水多，食欲差，舌苔薄黄，脉沉细弦。诊断为少阳寒热夹杂，阴阳失调。营卫不和，热忧心神，用柴胡龙牡汤去铅丹、大黄，加黄连、白芍、酸枣仁。服药 5 剂，云晚上能睡 4 小时许，中午能睡 1 个多小时，为多年来所无，甚为欣喜。至 6 月 14 日，服药 10 余剂，夜睡四五小时，日睡 1 小时，寒热等症也随即消失。

对本方的临床应用，日本人提出三个指标，一是精神不安，二是胸腹部的悸动，三是大便秘结。其实并不尽然，还应该重视寒热往复、寒热夹杂的全身症状，以及口苦苔黄邪热内扰的症状。

七、厥阴寒热错杂证

本证的最早记载见于《伤寒论》，张仲景指出"厥阴之为病，消渴，气上撞心，心中疼热，饥而不欲食，食则吐蛔，下之利不止"，并且还有厥热胜复的症状出现，但对这一病证仲景并未出方，从前后方对比以及验之临床，历代医家都主张用乌梅丸。本证除寒热错杂外，尚有厥阴肝风内扰的病机存在，故其症状主要见厥热胜复，即四肢厥冷或昏厥，和发热交替出现，一日一发，或数日一发；头晕目青，口渴，心中烦热，胃脘嘈杂但不欲食，或有呕吐，胸腹疼痛甚至难以忍受，脉弦，舌苔或白或黄。关于肝病治法，《内经》指出："肝欲散，急食辛以散之，用辛补之，酸泻之"，"肝苦急，急食甘以缓之"，而乌梅丸冶酸泻、辛散和甘缓三法于一炉，集附子干姜黄连黄柏等药于一方，具有平调寒热，泻肝和胃的作用，是寒热药相配的典型方剂，用之得当，收效甚捷。如有一章姓女患者，18岁，自幼时起，每半个月左右发一次胃痛，发时剧痛难忍，甚则昏厥不省人事，同时先憎寒，后壮热，且伴有口渴，气上冲胸，呕吐（自诉未呕过蛔虫），四肢不温，脉象弦缓，目色青蓝，舌苔白润，舌根有薄黄苔；临诊时，腹仍胀痛不舒，胃脘处有一明显压痛点。诊为厥阴寒热错杂之证，处以乌梅丸加白芍：乌梅10克，川椒5克，细辛2克，附片8克，当归10克，干姜3克，黄连3克，黄柏3克，党参10克，桂枝5克，白芍7克。2剂后，腹胀痛明显减轻，胃脘压痛不明显，复诊时再带5剂回乡治疗。二个半月后，其父来院索方，谓其女药后二个来月，痛厥寒热诸症未发，只近数日胃痛才轻微发作，无寒热，人事清醒，再以此方加减以巩固疗效。

至于厥阴何以多寒热错杂，不外以下几个原因，一是少阳和厥阴相为表里，在少阳为寒热往来，在厥阴则为厥热胜复。二为厥阴为阴尽阳生之脏，阳气来复则热，阴气未尽则寒。三为足厥阴肝体阴用阳，肝阳易上亢，肝气易太过，肝火易过旺。四为足厥阴肝属木，木生于水，而又能生火，故常水火之症同见，正如陈士铎《石室秘录》所云："肝为木脏，其原从癸，火以木炽，其权挟丁，用热不远寒，用寒不废热，古方治肝之药，寒热配用，反佐杂施，职此故也。"

此外，尚有真寒假热和真热假寒的问题，这些证候初看起来也似寒热夹杂，但其假热假寒只是其真寒真热的虚假征象，在治疗时只须直治其真寒或真热，而不须寒热并举以组方，或只须稍用寒药或热药以为反佐，其份量极轻，和治疗寒热夹杂证大不相同。

也许有人会提出这样的疑问，寒热药性截然相反，而又同壶煎煮，其药性岂不会互相制约抵消？或会问，热药不会助其热，寒药反而增其寒，因而使病情加重？实践证明，这种顾虑是多余的，至于其道理，徐灵胎在《医学源流论·卷下》中解释道："盖药之性，各尽其能，攻者必攻强，补者必补弱。……如大黄与人参同用，大黄自能逐去坚积，决不反伤正气；人参自能充益正气，决不反补邪气。……如桂枝汤，桂枝走卫以祛风，白芍走营以止汗，亦各归本经也。以是而推，无不尽然。"他还进一步指出，不仅补泻药如此，"凡寒热兼用之法，亦同此义。"

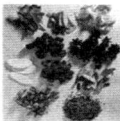

第六讲

瘀血证的辨证用药

一、瘀血证的治法

瘀血是多种病证的发病原因，也是很多病证的病理产物。近几十年来瘀血病证及其治疗越来越受到广大医家的重视，对瘀血的文献挖掘、瘀血的病因病机、瘀血的证治用药，等等，都多有发挥，可以说这是近半个世纪来中医学术发展的一大方面。大致来说，瘀血可分为两大类，一是离经之血不能排出体外，留在体内而成为瘀血，如脑溢血、肺出血、胃出血、外伤出血、产后恶露等。二是停留在血管内的瘀血，如脑血栓、脑梗死、冠状动脉梗死、各种肿瘤、血液循环障碍等。瘀血的临床表现，可分为三大部分，一是疼痛，疼痛的特点是痛处不移，痛如针刺，疼痛多半日轻夜重等。二是有斑块，或是身体皮肤有斑块，或是舌质青紫，有瘀斑，或是舌下静脉色紫粗大。三是有肿块，或在皮肤，或在肌肉，或在体内。

至于瘀血的治疗，总的来说是活血化瘀，但由于人体有虚实寒热之别，瘀血有新久深浅之异，因而治法也就多种多样，丰富多彩，用药也就有各种选择。归纳起来，瘀血的治法有以下十几种。

1. 活血化瘀

这是瘀血的总的治疗法则，也是一般瘀血的治疗方法。常用药物有桃仁、红花、三七、蒲黄、五灵脂等，其中常用的是桃仁、红花，两药常配伍相须而用。如桃红四物汤、血府逐瘀汤、补阳还五汤、急救回阳汤等，都是两药并用。我们也可在各种活血化瘀治法中，配用桃仁、红花等药。

2. 破血逐瘀

适用于瘀血根深蒂固，用一般活血药难以取效的病证。亦适用于体质尚好，正气较盛的瘀血患者，常用药有大黄、三棱、莪术、水蛭、虻虫、䗪虫等，常用方有抵当汤、下瘀血汤、桃仁承气汤等。对三棱、莪术的运用，张锡纯多有发挥，他说"愚于破血药中独喜用三棱莪术者，诚以其既善破血尤善调气。补药剂中以为佐使，将有瘀者瘀可徐消，既无瘀者，亦可借其流通之力，以行补药之滞，而补药之力愈大矣。"故他仿仲景大黄䗪虫丸缓中补虚之急，在治阴虚劳热的十全育真汤中用了三棱、莪术。

3. 凉血活血

适用于瘀血病证而有热象者，常用药物有牡丹皮、赤芍药，生地黄、紫草、大黄等，如大黄牡丹皮汤治肠痈，犀角地黄汤治吐血、血尿、斑疹等。此证不仅在杂病中有，在温热病中亦有，叶天士云："入血犹恐耗血动血，直须凉血散血"，即指此言。

4. 温经活血

因寒邪滞留于经脉，导致血流凝滞而出现瘀血，或瘀血证而有寒象者，适用本法，常用药物有当归、川芎、熟地等。也常在一般的补血活血药中，配伍桂枝、干姜、肉桂、细辛等温经药，形成温经活血法。如当归四逆汤、温经汤、生化汤等。

5. 理气活血

气为血之帅，气行则血行，气滞则血滞，气机郁滞每可导致血瘀，治疗便当理气行气，如乌药、檀香、青皮、枳壳等。而有些药物既能入气分，又能入血分，本身就具有理气和活血的双重作用，如郁金、川芎、香附、延胡索、檀香等。常用的方剂有丹参饮、膈下逐瘀汤、身痛逐瘀汤等。

6. 散瘀止痛

疼痛是瘀血的常见症状，或是主要症状。因瘀血停滞于血脉，每可导致血行受阻，血脉不通，出现"不通则痛，痛则不通"的局面，此时可选用乳香、没药、延胡索、姜黄等散瘀止痛药物，常用方剂有当归芍药散、失笑散、复元活血汤等。张锡纯极喜用乳香、没药二药，《衷中参西录》中有多方用此二药，说是"二药并用，为宣通脏腑流通经络之要药，故凡心胃、胸腹、肢体、关节诸疼痛皆能治之"。其代表方为活络效灵丹。

7. 活血通络

有些物药，如穿山甲、射香、皂刺、地龙、王不留行等，穿透力较强，能通过通利经络血脉而达到活血的作用。瘀血停滞、血脉不通所致的半身不遂，肢体疼痛，以及痈疽肿毒等，常可在辨证施治的药物中，配合活血通络的药物，如仙方活命饮治疗痈疽，复元活血汤治疗外伤疼痛，补阳还五汤治疗半身不遂，通窍活血汤治疗头部瘀血等。

8. 软坚散瘀

适用于有形的瘀血肿块，如内脏肿瘤、肝脾肿大、瘿瘤、瘰疬等。常用药物为牡蛎、鳖甲、海藻、昆布等，这类药物性味多属于咸寒，且多具有柔肝的作用，故又称为咸寒软坚，或柔肝软坚。在药物配伍上本法常和活血药及滋阴药合用。如消瘰丸治疗瘿瘤痰核。如鳖甲煎丸治疗疟母，先父常用以治疗晚期血吸虫病所引起的肝脾肿大。

9. 补血化瘀

瘀血不去，则新血不生，因瘀血阻滞血脉，妨碍气化，影响新血的生长，故瘀血患者多兼有血虚。当然，亦有血虚患者因各种原因而出现瘀血为患。此时便需用补血化瘀的方法，常用药物有当归、熟地、丹参、阿胶、鸡血藤等。另一方面，阴血充足对瘀血的消除亦是很有帮助的。如唐容川所说，"旧血不去，则新血断然不生，而新血不生，则旧血也不能自去也。"常用方剂有桃仁四物汤。当然，四物汤本身就具有补血活血的作用。

10. 补气活血

气为血之帅，气滞可导致血瘀。气虚不能推动血液运行，血液停滞，同样可出现血瘀，但当采取补气活血的方法。可采用黄芪、党参等配合活血化瘀的药物，这二味药中，因黄芪补而能行，党参补而能守，故黄芪多用于瘀血证，而党参、人参多用于出血证。在气和血的关系中，气是占主导地位的，故血分病常用气分药，如补气生血、理气活血、益气止血等。而气分病用血分药的机会就比较少，这是在用药时要加以注意的。常用补气血的方剂有黄芪桂枝五物汤、补阳还五汤等。

二、《金匮要略》瘀血证辨治特点

《金匮要略》的内容涉及到内科杂病的各个方面，而瘀血证治又是其重点部分。该书有关瘀血的临床表现、选方用药等，都给后世很多示范和启发。

从全书进行归纳，《金匮要略》中的瘀血证治共有 21 条条文，方剂 16 首，如用黄芪桂枝五物汤治疗血痹，用大黄䗪虫丸治疗干血劳，用鳖甲煎丸治疗疟母，用旋覆花汤治疗肝着，桂枝茯苓丸治疗妇人癥痼害，当归芍药散治疗妇人腹痛，下瘀血汤治疗妇人脐下干血留着，温经汤治疗妇人瘀血在少腹不去，大黄甘遂汤治疗妇人水血互结在血室，等等。这些方剂及用药，大大丰富了内科和妇科的证治内容。

对瘀血的认识，除方治外，《金匮要略》有三大贡献：其一是对瘀血的临床表现，提出了一些经典性的症状，给后世极大启发，如肌肤甲错，两目黯黑，胸腹烦满，唇痿舌青，口燥但欲漱水不欲咽，脉微大来迟等。其二是将水肿病分为血分和水分两型，即先经水断后病水为血分，先病水后经水断为水分，并提出了"血不利则不水"的著名病机概念。其三是将瘀血作为虚劳的重要病因之一，通过活血化瘀可治疗虚劳，治虚劳不忘活血化瘀，丰富了治疗虚劳的方法。

1. 瘀血的临床表现

综观《金匮要略》全书，对瘀血的临床表现概括得比较系统和全面，这主要有以下几点：①肌肤甲错，两目黯黑；②胸腹烦满；③唇痿舌青；④口燥但欲漱水不欲咽；⑤腹痛；⑥经水不利；⑦暮即发热；⑧腹部有癥痕；⑨大便色黑；⑩脉微大来迟。当然，如果把《伤寒论》有关症状发狂善忘、少腹硬满也包括进来，就更为丰富了。以上所述症状中，舌青即为舌质青紫，后世又发展为舌上有紫斑，及身上有紫斑；腹痛及各个部位的疼痛，其痛为固定不移，痛为刺痛；腹中有癥痕，发展为身体各处出现的病理肿块。这是后世诊断瘀血的三大主要症状。

关于胸腹烦满，后世不够重视，但在《金匮要略》中多次提及，如"腹满不能饮食"、"少腹满如敦块"、"病人胸满"、"腹不满其人方言我满"等，究其因，为瘀血停留，阻滞气机所致，乃血病累气的表现。临床所见冠心病患者，在心绞痛出现之前往往先有胸满，或只有胸满而不见心绞痛，可见胸腹烦满作为瘀血证状应引起我们注意。值得提出的是，《金匮要略》肝着一病有"其人常欲蹈其胸上"一症，陈修园认为足蹈其胸殊非常情，解为手蹈其胸，唐容川则坚持认为系足蹈其胸，非手也。其实"蹈其胸"，只不过是胸中烦满不舒、不可名状，欲按摩、欲揉搓、欲重压的描写。王清任《医林改错》中有两个简短病案可作为这一症状的注脚，其一为"江西巡抚阿霖公，年七十四，夜卧露胸可睡，盖一层布则不能睡，已经七年，召余诊之，此方（指血府逐瘀汤）五付痊愈"；其二为"一女二十二岁，夜卧令仆妇坐于胸方睡，已经两年，余亦用此方，三付而愈，设一齐问病原，何以答之？"

关于"暮即发热"，是瘀血发热的特征之一，属内伤发热范围，由于瘀血停滞阻碍气机，气分郁而化热所致，由于血属阴，故其热常在黄昏及夜晚出现，《证治汇补》和《金匮翼》谈到内伤发热时，都介绍了瘀血发热，《医林改错》中"午后发烧，至晚尤甚"、"心里热，名曰灯笼热"、"晚发一阵热"等症状使瘀血发热的临床表现更具体化了。

瘀血常有口渴口干一症出现，唐容川《血证论》把瘀血在里引起的口渴称为"血渴"，《金匮》对此有多种叙述，如"口燥，但欲漱水不欲咽"、"口干燥而渴"、"肝着……，但欲饮热"、"唇口干燥"等，其中当以口燥不欲咽为代表症状，由于瘀血停滞，阻碍气机不能输布津液，故口中干燥，但由于里无热，津液又未耗伤，故不欲咽，《金匮翼》等历代文献、高校统一教材《中医诊断学》和《中医内科学》等，均把口燥不欲咽作为瘀血诊断依据之一。徐忠可《金匮要略论注》提出"瘀血证不甚则但漱水，甚则亦有渴者，盖瘀久而热瘀也"。但周学海《读医随笔》却认为"凡瘀血初起，脉多见弦，兼洪者易治，渴饮者易治，其中犹有生气也；短涩者难治，不渴者难治，以其中无生气也"。以口渴与否来判断瘀证预后，准确性如何，尚有待临床进一步观察。

2. 瘀血和虚劳

《金匮要略》论述瘀血的一大特点，就是把瘀血和虚劳紧密联系起来，瘀血可成为虚劳的病因，而虚劳又常挟有瘀血，故把血痹和虚劳列在一篇进行讨论，又用大黄䗪虫丸缓中补虚以治干血劳。仲景这一观点得到了后世医家的进一步阐述，喻嘉言《医门法律》就明确指出："虚劳发热，未有不由瘀血者，而血瘀若无内伤，则营卫运行不失其次，瘀从何起？"王清任在《医林改错》中治疗"妇人干血劳"、"男子劳病"，提倡用活血化瘀之法，道是"血化下行不作劳"。近代张锡纯更是在《医学衷中参西录》中对血痹瘀血和虚劳的关系作了长篇论述，认为"仲景于金匮列虚劳一门，特以血痹虚劳四字为提纲，益知虚劳者必血痹，而血痹之甚者，又未有不虚劳者；并知治虚者必先治血痹，治血痹亦即所以治虚劳也"，他并自制十全育真汤治虚劳而现肌肤甲错之症者，方中在用参、芪、龙、牡、山药、知母、玄叁、丹参的同时，配以三棱、莪术，破血调气使瘀血去而新血生，且可行补药之滞而使补药之力愈大，为行补者开一新法门。邓铁涛老师对此也颇为赏识，用此法治疗肺结核，用三棱、莪术等祛瘀药于治肺药中，取得了较好的效果。

瘀可致虚，瘀可致劳，还可以从临床不少病证中观察到，如水肿患者，由于"血不利则不水"，往往由于瘀血停滞而导致水肿，形成水血互结局面，经久难愈，到了后期，这些水肿患者往往出现血虚和阳虚的劳损局面。又如各种肿瘤患者，除其肿瘤本身属瘀外，还可有种种瘀血表现和血液流变学的检查异常，到后期呈现大肉尽脱的逆候和肌肤甲错的干血劳病症，也和瘀血密切相关。又如人至老年，往往有健忘迟纯，食少消瘦，腰腿酸软，齿发脱落等脏腑虚损症状存在，其原因和气滞血瘀甚有关系，用活血化瘀法配合补益肝肾进行防治，是值得重视的一个方法。

3. 化瘀方药特色

活血化瘀方剂在《金匮要略》中共有 16 首，但分布并不均匀，如用于妇产科诸病的方多达 9 首，占一半以上，这 9 首方为当归芍药散、枳实芍药散、桂枝茯苓丸、温经汤、土瓜根散、抵当汤、红蓝花酒、下瘀血汤和大黄甘遂汤。究其原因，为妇人生理病理与血关系密切，月经来潮离不开血，妊娠养胎赖乎血，流产分娩又关乎血。半产漏下、产后恶露等，又常停瘀为患，治瘀方较多用于妇产科，这是符合临床实际的。

本书治疗瘀血方剂的另一个特点是，丸散酒类方剂的比例较大，在 16 方中占有 9 方，而汤剂只有 7 方。这 9 方是大黄䗪虫丸、鳖甲煎丸、蒲灰散、桂枝茯苓丸、当归芍药散、枳实芍药散、土瓜根散、红蓝花酒和王不留行散。瘀血病在血分，较气分深入一层，且病程较长，治疗难取速效，故多用丸散剂缓缓取效。至于用酒剂，取酒能助血运行，对瘀血有直接治疗作用。

仲景对虫类药的运用极有特点，绝大多数用于治疗瘀血证，《伤寒论》中有水蛭、虻虫两味虫类药，全为治瘀之用；《金匮要略》中用虫类药九味，有 7 味药用于祛瘀，它们是水蛭、虻虫、䗪虫、蛴螬、蜂房、蜣螂和鼠妇。其余两药，一为蜘蛛，治疗阴狐疝；一为白鱼，治疗小便不利。仲景对虫类药的运用，对后世有不少启发，清代叶天士，近人张锡纯及朱良春均为运用虫类药的佼佼者。如水蛭，张锡纯极为善用，说是"妇女月闭癥瘕之征，其脉不虚弱者，恒便用水蛭轧细，开水送服一钱，日两次，虽数月瘀血坚结，一月可以尽消"，而且水蛭溶血栓消瘀血的作用，还得到外国医药界的研究证实。国医大师朱良春也喜用善用虫类药，他在 20 世纪 60 年代就大力宣传介绍虫类药的临床应用经验，引起了很大的反响。

本书治瘀 16 方中，共用药 54 味，其中桃仁入方 7 次，大黄入方 6 次，芍药入方 6 次，䗪虫入方 4 次，桂枝入方 4 次，牡丹皮入方 4 次，这是入方最多的 6 味药。其中大黄一味，既能化瘀，又能止血，止血而不留瘀；既能入血分，又能入气分；既能清热，又能泻下，不仅是治疗瘀证，也是治疗诸多热证、实证和血证的良药。使用大黄治瘀，一般可配桃仁、芍药，若水血互结可配甘遂；若欲破血逐瘀，或治疗干血顽结，则当配用虫类药䗪虫、水蛭和虻虫；若欲加强温通血脉之功，可配用桂枝，等等。这是仲景用大黄治疗瘀血的配伍方法。

三、瘀血证治疗验案

1. 内有干血

某血防站晚期血吸虫病患者姜某，女性，27 岁。入院时，面色黯黄消瘦，腹部膨胀，青筋暴露，喘满不得卧，背平腰肿，下肢亦浮肿，舌白润，脉象沉细，腰围 110.5 厘米，体重 60 千克。初由当地医师采用三因控涎丹治疗，每日 3 次，每次 3 克，食前服，禁盐。药后腹泻胀减，连服 19 天，腹围减至 74.5 厘米，体重 36 千克，肝未扪及，脾肿大 15 厘米。半月后再住院检查，患者行动如常，营养状况好转，腹围 79 厘米，体重 39 千克，脾肿大如前、质硬，月经停止已 1 年久，根据《金匮要略》"妇人经水闭不利，脏坚癖不止，中有干血，下白物"的记载，和该患者症候相同，则内有干血可知。若干血不去，痞块稽留，则腹水仍有复发之虞。遂建议以化瘀消痞为主，采用大黄䗪虫丸，每日 2 次，每次 1 丸，疗程 1 个月，并继续禁盐。患者服药经过良好，月经来潮，半年后复查，精神渐佳，体力增加，痞块见软缩，腹水并无反复现象。

【按】本案患者腹有痞块，经水闭不利已达 1 年，因而根据《金匮要略》记载，断其内有干血。《金匮要略》本条原主以矾石丸外纳阴道，但此法对"下白物"（即白带）可能有效，而对内有干血则不恰当。余无言《金匮要略新义》对此主张用大黄䗪虫丸，颇为合理，经试用果然有较好疗效。从本例也可看出，晚期血吸虫病腹水期，当先利尿消水，而后化瘀消痞。若肿未消而急于消痞，则如隔靴搔痒，效果必然不显。

2. 产后发热

刘某，女，产后8天，感冒发热，有汗不解、脉濡数，拟生化汤加减。处方全当归15克，干姜6克，炒荆芥4.5克，川芎4.5克，白茯苓9克，益母草9克，陈皮4.5克。此方服2剂，热度即退，并下恶露甚多，大便亦解。第三日又受风寒而感冒，复热畏寒，苔白，脉濡而数。仍守此方去益母草，加半夏、佩兰而取效。总之，产后发热，以生化汤加减变化，常能取效，不可以常人感冒治也。

【按】生化汤出自《傅青主女科》，主治产后恶露不行，小腹冷痛。因产后宫中离经之血未净，则成为瘀血，故用归芎、桃仁活血化瘀；又因产后体弱宫虚，易受风寒，故用干姜、炙草温经止痛。所谓"产前一盆火，产后一盆冰"是也。由于抓住了产后的普遍病证，故成为产后常用方例。但原书并未有用此方治疗产后发热的记载，先父灵活运用成方，常在此方基础上加炒荆芥，治产后感冒发热。一者用生化汤治其产后血瘀宫寒，二者用炒荆芥解表祛风又能理血，内外同治，故常效如桴鼓。

3. 瘀血失眠

尚某某，女，68岁。2008年9月17日初诊。自诉去年曾两次中风，致半身不遂，行动不便，经治疗后病情好转，右半身不遂大有好转，基本能行走活动，但气力较差。睡眠平素尚可，一夜能睡四五小时许。但近半个月来彻夜不寐，服安眠药等也不起作用。饮食尚可，二便一般。脉沉细，舌苔淡黄，但舌下静脉青紫粗大。治以血府逐瘀汤加减。柴胡8克，赤白芍各12克，枳壳6克，桃仁10克，红花8克，当归12克，川芎8克，生地15克，川牛膝10克，桔梗6克，酸枣仁15克，夜交藤30克，甘草8克。9月26日二诊，患者能入睡四五个小时，人较前精神好。再守方1周以巩固疗效，至11月3日，患者陪其他患者来看病，云睡眠良好，每晚能入睡六七小时。

【按】用血府逐瘀汤治疗失眠，出自其制方者王清任，如《医林改错》指出"夜睡梦多是血瘀，此方一两付痊愈，外无良方"，又说"夜不安者，将卧则起，坐未稳，又欲睡，一夜无宁刻，重者满床乱滚。此血府血瘀，此方服十余付，可除根"。本案因中风在前，脑部有瘀可知。现又舌下静脉青紫粗大，又为瘀血之症，故用本方而得显效。王清任所言不虚也。

4. 瘀热发黄

谭姓患者，男，40 岁，下岗工人，2005 年 8 月 22 日初诊，自诉十多天来因打工加班，劳累过度，导致精神疲倦，身重乏力，食后恶心反胃，3 天前出现黄疸，因而来诊，曾作过乙肝二对半检查为小三阳，但肝功能正常。刻下诊得患者精神萎顿，两目深黄，皮肤亦黄如橘子皮，小便深黄，胃脘闷胀，不思饮食，口干不明显，肝区只有些许闷胀，无压痛，大便日一次，成形。肝功能化验主要指标：总胆红素 70.2 克，谷丙转氨酶 832 单位，谷草转氨酶 461 单位，二对半为小三阳。舌苔腻，脉沉细缓。证属阳黄，乃瘀热蕴结薰蒸所致，治用茵陈蒿汤合茵陈五苓散化裁：茵陈、赤芍、马鞭草各 30 克，茯苓 15 克，猪苓 12 克，泽泻、山栀各 10 克，苍白术、制大黄各 8 克，砂仁 6 克。8 月 26 日，精神饮食好转，胆红素 67.2 克，谷丙转氨酶 490 单位，谷草转氨酶 126 单位，黄腻苔减退；9 月 5 日，总胆红素 23 克，谷丙转氨酶 66 单位，谷草转氨酶 49 单位，黄疸消退，精神食欲如常人，改用逍遥散加茵陈、丹参、泽泻、党参。至 9 月 17 日，总胆红素 17.4 克，谷丙转氨酶 39 单位，谷草转氨酶 35 单位，病遂告愈。

【按】黄疸是一古老而又常见的症证，其发病原因和湿有关，故《金匮要略》指出"黄家所得，从湿得之"，然仲景同时强调血分瘀热，如《金匮要略》指出"脾色必黄，瘀热以行"，《伤寒论》指出"瘀热在里，身必发黄"，一个瘀字，说明黄疸病关血分，为瘀热在血分，因而治当配合活血化瘀。关幼波老中医也提出"治黄必治血，血行黄易却"。本案除按仲景法用茵陈蒿汤合茵陈五苓散清利湿热外，重用赤芍药，配以制大黄，活血退黄，症状得以日益减轻，病情得以迅速痊愈。

5. 瘀血致痿

患者黄某某，男性，40 岁，江西化工厂职工。广东人。患者于 1974 年 6 月底患泄泻，经治而愈。但 1 星期后发现右手拧不动自来水龙头，左手亦觉无力，拧不干毛巾；继而发现下肢亦无力，难以蹲下。此后手足无力日益明显，症逐渐加重，以致体重减轻，肌肉萎软，上肢不能上举，穿衣脱衣也需他人帮助，平卧时抬头困难，不能自行蹲下站起，大便时要扶着凳子，不能上下公共汽车。手脚及小腿显得肿大，由穿 39 码鞋改穿 41 码鞋。全身有僵硬感。经省市几个医院检查，均诊断为进行性肌营养不良症（假性肥大型）。但自诉家族中从未有人患过此病。经治疗数月，未能控制病情的"进行"，而前来就诊。1975年3月10日初诊，症见：肌肉消瘦萎软（身高1.68米，体重98市斤），但两小腿肌肉肥大绷紧。头发腋毛易于脱落，右手肘后部及右眼眶上部各有一慢性溃疡面，久久不能愈合，亦不化脓，皮肤干燥而瘙痒，口不干，饮食减少，既不能饱食亦不耐饥饿，二便尚调；面色暗滞，多黑斑，舌质两边及口唇均有大片青紫色瘀斑，两少腹亦有大片棕色斑块，脉象缓软。据此脉证，初步认为病属"痿证"，乃气虚血瘀所致，治宜益气活血化瘀。用补阳还五汤加牛膝：黄芪30克，川芎6克，当归9克，桃仁9克，赤芍9克，地龙9克，川牛膝9克。每剂煎3次服用。并嘱患者可继续用西药ATP、维生素B$_{12}$以及蜂皇浆配合治疗。另方面，对患者进行鼓励，使其树立战胜疾病的信心。并进行积极的锻炼，以期收到较好疗效。

以上方为主，共服药三十多剂，至5月12日，患者自觉肢体较前有力，活动功能稍有进步，毛发脱落基本得到控制，但皮肤瘙痒加重，有轻度心悸心慌，脉仍缓软，两寸软沉弱，其他症状同前。仍守上方，加桂枝、炙甘草。服药五十多剂，肢体较前有力，上肢抬较高，能半蹲下捡东西，两处慢性溃疡点逐渐好转，少腹部棕色斑块稍退，毛发开始有新的生长。但患者皮肤干燥，瘙痒甚为严重。7月23日至8月23日，初宗血燥生风之意，用滋燥养荣汤以润燥熄风；后宗"诸痛疮痒，皆属于心"之说，用炙甘草汤加减以补心养血。8月23日，患者全身瘙痒减退，但感胸闷，仍有心悸心慌，动则略感气短，两寸脉仍弱，余症同前。脉证合参，此时患者当以脾虚气陷为主要矛盾，乃改用健脾升气，佐以活血化瘀，以补中益气汤加味：黄芪30克，党参15克，升麻6克，柴胡6克，陈皮3克，当归6克，白术9克，桂枝9克，赤芍9克，炙甘草9克。共服三十多剂，至10月31日，手能上举，可自己穿衣服，下肢能慢慢蹲下，面色较前明亮，两处慢性溃疡基本愈合，唇舌及少腹部斑块逐渐消退，至此两小腿肌肉缩小变软，病情继续好转。

此后，半年来一直坚持用补中益气汤合桂枝甘草汤加赤芍治疗。这期间或加丹参以养血活血，或加知母以防其温燥，或加淮牛膝强壮筋骨。服药近百剂，四肢力量逐渐恢复，形体较前丰满（体重114市斤），不仅生活自理，能上下公共汽车，且能扒上货车，一步能跨二三个阶梯。步行十余里也不觉怎么累，食欲较前好转，胸闷短气均已消失，手脚小腿恢复正常形态，唇舌及少腹部瘀斑基本消失。患者已于1976年3月份开始上班工作，并停止服药。至10月底，患者停药半年，肢体仍然有力，手能提起 40 市斤的东西，但双手握扛难以将身体悬空。至 12 月份，双手握扛能将身体悬空。至 1997 年 2 月，患者回广东探亲，往返近 2000 里，虽旅途劳累，但体力尚能坚持，无特殊不适感。至 2009 年，患者年过古稀，仍健在。

【按】 这是笔者和张海峰老中医合治的一个病案，曾发表在《新中医》1977 年第 4 期。进行性肌营养不良症，据西医介绍为一种和遗传因素有关的肌肉疾病，但本患者尚未发现有关线索。本病以四肢痿软不用为特点，当属于中医的痿证范围。从《内经》所叙述的脏腑理论来看，在脏腑和形体的关系方面，脾主肌肉，主四肢。肌肉痿软，四肢不用，首先便要考虑到脾的问题。《素问·太阴阳明论》指出："脾病而四肢不用何也？……。四肢皆禀气于胃，而不得至经，必因于脾，乃得禀也。今脾病不能为胃行其津液，四肢不得禀水谷气，气日以衰，脉道不利，筋骨肌肉，皆无气以生，故不用焉。"这段话明确地指出脾脏在痿证发病中的重要作用。本病例腹泻得之于前，饮食减少不耐饥饱出之于后，其脾虚可知，但其虚不重在脾不健运，而重在脾不升清，故还出现有胸闷气短、两寸脉弱等症状。脾不升清何以会导致四肢不用呢？因为"饮入于胃，游溢精气，上输于脾，脾气散精，上归于肺，通调水道，下输膀胱，水精四布，五经并行"。用补中益气汤助脾升清，水谷的精微之气得以上升至肺，由肺再输布于五脏六腑、肌肉筋骨，肌肉得到精微的营养鼓动，自然会变"不用"为"有用"了。

然而上面这些论述，还只适合于本病例治疗的第二阶段。在第一阶段，病者唇舌有瘀斑，少腹部又有大片斑块，面色暗滞，瘀血证状比较突出。再者，毛发脱落也说明了这一点，如《医林改错》中指出"不知皮里肉外血瘀，阻塞血路，新血不能养发，故发脱落"，用通窍活血汤治疗脱发。瘀血阻滞经络，"脉道不利"，妨碍了饮食精微的运行输布，四肢肌肉得不到充分的营养，这也是本病例发病的原因之一。因而用补阳还五汤并重用黄芪益气活血化瘀，为后一阶段补中益气汤的应用起到了扫清道路的作用。

补阳还五汤本是王清任治中风后半身不遂的名方，他认为："古人论治痿证之原，因足阳明胃经温热上蒸于肺，肺热叶焦，皮毛憔悴，发为痿证，概用清凉攻下之方。余论以清凉攻下之药，治湿热腿疼痹证则可，治痿证则不相宜。岂知痹证疼痛日久，能令腿瘫，瘫仍然腿疼。痿证是忽然两腿不动，始终无疼痛之苦。"今日我们用来治疗进行肌营养不良引起的痿证，也算是一个发展。方中黄芪要重用，王氏强调要用至四两，我们在本案中，轻则用至一两，重则也用至三四两。

应该指出，本病两个阶段的治疗，并不是截然分开的，而是互有联系的。第一阶段虽以活血化瘀为主，而黄芪的益气也起到了重要作用。第二阶段虽以益气升清为主，亦加用了赤芍、丹参等，合当归以养血活血。此外，在治疗过程中，根据患者有心悸心慌、胸闷寸脉弱的特点，提示患者有心阳虚弱的情况存在，故很长时间合用了桂枝甘草汤，以温养心阳，补益心气，这对于活泼血行，祛除瘀血，当然也是有所帮助的。

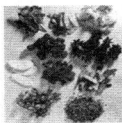

第七讲

肝病治法及用药

一、历代肝病治法辨析

肝脏在五脏中占有重要地位，肝病在脏腑中的病变也较为繁多，究其原因，不外以下五个方面：一是肝脏本身的功能较为复杂，除了主藏血、主筋、开窍于目、其荣在爪等和其他脏器相对应的功能之外，还有主疏泄、主升发、主动摇等特殊功能。疏泄作用发生异常，则可在气血运行、消化吸收，以及中下部位出现多种症状；升发作用发生异常，则可在人体上中部出现眩晕胀痛等症状；主动摇发生异常，则可在筋脉形体方面出现抽搐、拘挛、震颤等症状。二是肝主风，风为百病之长，易于侵犯人体，且常兼夹诸邪为患，成为风寒之邪、风热之邪、风湿之邪、风燥之邪，这些虽都属于外风，但因"风气通于肝"，和肝亦不无关系，至于风痰、风火为患，则为以内风为主，和肝关系至为密切；另一方面，风善行而数变，不仅外风如此，内风扰胃则出现胃痛、呕吐、反酸等症，肝风下迫可见腹痛、泄泻等症，肝风流窜经络可出现肢体痛痒麻木、口眼歪斜、舌强不语等症。王旭高所谓"肝火燔灼，游行于三焦，一身上下内外皆能为病"，亦是因为风火相兼，才致如此。三是足厥阴肝经循环部位比他脏较广，牵涉面大，故肝脏经脉病变亦较之他脏为多，其经脉上行"循阴股，入毛中，过阴器，抵小腹，夹胃，属肝，络胆，上贯膈，布胁肋，循喉咙之后，上入颃颡，连目系，上出额，与督脉会于巅；其支者，从目系下颊里，环唇内；其支者，复从肝，别贯膈，上注肺"，等等。肝脏的病变，往往可通过经脉及其所络属的脏腑形骸表现出来，出现头痛、胁痛、少腹痛以及前阴疾患等。四是肝主怒，肝气宜条达舒展；情志病变和肝关系密切，举凡情志不遂，怒忧惊恐都能导致肝病发生，或肝脏异常而引起情志病变。五是由于肝为刚脏，为将军之官，主升发疏泄，易动而难静，肝气易横逆，肝阳易上亢，故患病常涉及他脏。

此外，肝脏还有一个体阴用阳的问题，体阴是指肝主藏血，用阳是指其具有升发、疏泄、动摇的功能，在志主怒而为刚脏，肝气易旺而肝阳易亢。体阴和用阳是矛盾而又统一的，肝所以能保持肝气、肝阳不致亢旺，全赖阴血的涵养柔润。如果阴血亏虚，不能濡润肝木，则不免阳升风动，出现种种病变，故李中梓特别指出，治疗肝脏应掌握"肝气不可犯，肝血自当养"的方法。

因为上述的一些原因，历代医家对肝病都甚为重视，对肝病治法都多有研究，且多有发挥，现将其整理归纳，并结合临床实际给予评述。

（1）《内经》中对肝病治法作了高度概括。如《素问·脏气法时论》指出："肝苦急，急食甘以缓之"，"肝欲散，急食辛以散之，用辛补之，酸泻之"。即后人所说的辛散、酸泻和甘缓三法。当肝气郁结，疏泄不及的情况下，便当用辛散的药物疏肝解郁，条达肝气以助其用；因肝血不足，肝阴亏虚，导致肝气过急，便当用甘味药缓和急迫以补其体，《难经·十四难》言"损其肝者，缓其中"亦即此意。关于酸泻的问题，《金匮要略》中提出"夫肝之病，补用酸，助用焦苦，益用甘味之药调之"。一云酸泻，一云酸补，孰对孰非？其实，这是针对不同情况提出来的，也即首先要看肝的病理状态，如肝虚不足，则酸味入肝便能起到补的作用；反之，如肝气横逆，疏泄太过，用酸味药敛肝抑木，便能起到泻的作用。其次要看药物配伍，酸配以甘，如芍药、乌梅配甘草，酸甘化阴，这便是补；若酸配以苦，如乌梅配黄连，酸苦泻肝，这便又是泻了。

（2）汉代张仲景的《伤寒论》和《金匮要略》，使中医药学从基础理论进入了临床治疗的崭新阶段，其中对肝病的治疗也有着丰富的论述，我们将两书综合归纳后，可得出一些肝病治法。一是建中抑木法，用小建中汤；二是疏肝培土法，用小柴胡汤；三是养肝安神法，用酸枣仁汤；四是和络化瘀法，用旋覆花汤，甚则用下瘀血汤、桂枝茯苓丸和大黄䗪虫丸；五是解郁化痰法，用半夏厚朴汤；六是调肝理脾法，用当归芍药散；七是柔肝缓急法，用芍药甘草汤或甘麦大枣汤；八是补肝止血法，用胶艾汤；九是清肝利湿法，用茵陈蒿汤和白头翁汤；十是温肝散寒法，用吴茱萸汤、当归四逆汤、温经汤和当归生姜羊肉汤；十一是疏肝理气法，用四逆散；十二是寒降熄风法，用风引汤；十三是扶正祛邪、调理寒热法，用乌梅丸。特别要强调的是《金匮要略》指出"见肝之病，知肝传脾，当先实脾"，这便是"肝病实脾"的著名治法，小柴胡汤、吴茱萸汤、小建中汤，以及后世逍遥散等都体现了这一点。至于详细内容，本讲别有专文介绍。

以上归纳，虽不一定准确妥切，但从中可看出仲景治肝法的全貌。其中补肝止血法和温肝散寒法，用芎归芍地等养肝血、滋肝阴，萸桂辛姜等补肝阳、益肝气，亦为临床常用之法，后世所谓"肝无补法"，实有悖经旨和临床。《景岳全书·质疑录》指出"肝气有余不可补，补则气滞而不舒，非云血之不可补也……故谓肝无补法者，以肝气之不可补而非谓肝血之不可补也"。然而此话只说了一半，肝赖血养，血常不足，而罕有余，故常用补肝血之法。但肝气虽常有余，而临床也可见肝气不足、肝阳虚弱之证，必用补肝阳、益肝气之药不可，因而吴茱萸汤、当归四逆汤仍是目前常用方剂，后世张景岳也制有暖肝煎应用于临床。

再有，乌梅丸中用附子、桂枝之大辛大热以扶阳散寒，用黄连、黄柏之大苦大寒坚阴清热，用乌梅之酸以补肝，用党参之甘以缓急而调其中气，用椒、辛、姜之辛以散肝而助肝用，更用当归以养肝体。《内经》治肝之法备矣，故用以治厥阴肝经寒热虚实之夹杂之证，屡见效验。治肝病之方为何寒热兼施，其原因除肝脏体阴用阳，厥阴阴尽阳生外，尚和肝木生于水而本身又能生火有关，如陈士铎《石室秘录》言："肝为木脏，木生于水，其源从癸；火以木炽，其权夹丁。用热不远寒，用寒不得废热，古方治肝方药，寒热配用，反佐杂施，职此故也。"

还要指出的是，金匮风引汤，用苦寒药清热，用大队重镇药开窍、熄风、镇肝，用以治疗因热而惊痫、瘛疭、动风之证，已越来越引起大家的重视。后世温病家所用紫雪丹，其制方手法和原则，和风引汤如出一辙，且风引汤也是后世用这类重镇药镇潜肝风的先声。

（3）自汉至明代，中医药学得到不断发展，肝病的治法和方药也在不断丰富，其大者，有以下几个方面。①宋·《太平惠民和剂局方》创制逍遥散，明《景岳全书》创制柴胡疏肝散。两方均能疏肝理气解郁，但前者兼能健脾养血，刚而兼柔；后者兼能活血止痛，散而兼通。均为治疗肝气肝郁的有效方药。②宋·钱乙在五脏补泻诸方中，制泻青丸以治疗肝热肝风；宋金时代李东垣制龙胆泻肝汤，不仅清泻肝火，且能清利肝经湿热；张景岳制订化肝煎，清化肝经郁火。③宋金时代张洁古《脏腑标本寒热虚实用药式》，提出肝病治法用药共计十三式，即肝实用泻法，计有泻子、行气、行血、镇惊、搜风五式；肝虚用补法，有补母、补血、补气三式；肝病本热用寒凉法，有泻木、泻火、攻里三式；肝病标热用发散法，有和解、解肌二式。在每式中，张氏还列有代表药物。在肝病用药式中，用虫类药等搜风，实发前人之未所发；强调用重镇药等镇惊，用水蛭、虻虫、三棱、莪术行血，也给后人颇多启发；提出的补母、补血、补气之式，所列药物虽还有待完善，但对肝虚证的治疗仍颇有参考价值。④明代李中梓在《医案必读》中强调乙癸同源，肾肝同治，他指出"东方之木，无实不可补，补肾即所以补肝也"；"肝既无虚，又言补肝者，肝气不可犯，肝血自当养也。血不足者濡之，水之属也，壮水之源，木赖以荣"。薛立斋等在实践中将此种论点加以丰富和发展了，如将六味地黄丸合逍遥散成滋肾生肝饮，治肝郁血虚气滞之证；将六味地黄丸加柴胡、五味、生地，成抑阴地黄丸，又加归尾成滋阴肾气丸，治肝郁肾亏之眼疾、耳疾。这种将滋肾壮水，疏肝解郁熔于一方的手法，确实深得"肝肾同源"之旨。

（4）清代各家学术风起云涌，关于肝病治法，最有代表性的便是叶天士和王旭高，叶天士虽为温病学派的开山祖师之一，但细研其《临证指南医案》，可看出他对杂病的治疗也颇多发挥，本讲中将另有篇幅对其进行介绍。

我国医学史上，第一本治肝专著便为王旭高的《西溪书屋夜话录》。他在书中将肝病分为肝气、肝风和肝火三大类，治肝气分为疏理肝气、疏肝通络、柔肝、缓肝、培木泄木、泄肝和胃、泄肝和抑肝八法；肝风有熄风和阳、熄风潜阳、培土宁风、养肝和暖土以御寒风五法；肝火分清肝、泄肝、清金制木、泻子、补母、化肝和温肝七法。此外，补肝、镇肝和敛肝三法均适用于肝气、肝风和肝火。还列有平肝、散肝、搜肝之法，以及补肝阴、补肝阳、补肝血、补肝气四法。这一套治肝之法是对历代治肝法比较系统的总结，然而其不足之处也是显而易见的，在此不一一赘述。

至于清代其他医家，李冠仙《知医必辩》中对治肝提出 10 法，即急则泻其子法、虚则补其母法、清金降肝平肝法、平肝火和肝气法、介类潜阳法、肝病实脾法、清泻肝火法，再合《内经》辛散、甘缓和酸收，共为 10 法。再如《笔花医镜》将治肝药物排成肝部药队，分为补肝猛将、次将，泻肝猛将、次将，凉肝猛将、次将，温肝猛将、次将八队。魏玉璜《柳州医话》中指出"肝火亦作头晕，不尽属气之虚也"，指出肝火常煎熬津液成痰，两者关系密切；制一贯煎，为治疗肝肾阴虚、肝气不舒而致胁痛、胃痛等的有效良方。费伯雄《医醇賸义》自制新方近 200 首，有关肝病者约 30 首，善用龙牡龟珠等镇肝阳、熄肝风，尤善用羚羊角清肝、潜阳、熄风。

（5）民国以来，在近代名医中，张锡纯为杰出代表，他对肝病治法主要表现在以下三个方面。①善于从调理脏腑气血升降来治疗肝病。如名方镇肝熄风汤中，重用牛膝引血下行；用代赭石降胃降冲；用龙、龟、芍以镇熄肝风；玄参、天冬清肝气，使其能清肃下行而能制肝木；川楝子引肝气下达；又用麦芽、青蒿舒肝郁以顺肝性，升降配伍有序，因而能有较好疗效。②根据黄坤载的论述，他凡遇肝气虚弱不能条达之证，用黄芪配以理气药，多见效验，认为"黄芪性温而长，以之补肝，原有同气相求之妙。③认为元气将脱与肝关系密切，指出"凡人元气之脱，皆脱在肝，故人虚极者，其肝风必先动，肝风动即元气欲脱之兆也"。并指出"山萸肉既能敛汗，又善补肝，是以肝虚极而元气将脱者，服之最效"，故"救脱之药，当以萸肉为第一"，这些论述值得我们在治疗危重症时加以研究。④善治肝经瘀血，并在用药上有其特点，以乳香、没药、三棱、莪术等理肝郁化瘀血，认为乳没"能使气之郁者融化于无形"，棱术"善于理肝"，故在不少方中都选用上述两对药。

在近代名老中医中，也有人对治肝法进行了研究和总结，秦伯未《谦斋医学讲稿》论治肝有四个基本法则，即补肝用酸味，缓肝用甘味，疏肝用辛味，清肝用苦味。他还将作用相同的具体治法分为17组：①补肝，养肝，滋肝；②柔肝，缓肝，和肝；③敛肝；④镇肝；⑤搜肝；⑥舒肝，散肝，化肝；⑦平肝，泄肝，疏肝；⑧抑肝；⑨清肝，凉肝；⑩泻肝；⑪温肝；⑫疏气，理气，调气，舒气；⑬清热，泻火；⑭降火，泻火；⑮潜阳；⑯熄风；⑰搜风。这种整理和归纳较王旭高更简洁实用，但自12组开始，其内容均为重复，似不必另列治法。第7组中将平肝、泄肝、疏肝列为一组，也欠妥当。因前二者适用于肝气横逆，疏泄太过；而后者适用于肝气郁结疏泄不及。再者泄肝和抑肝，柔肝和滋肝，舒肝和疏肝等，其作用区别也不甚明了。

继秦氏之后，岳美中也将治肝法进行了重新分类，《岳美中论医集》中将治肝法分为三大类，即和肝法，包括疏肝、调肝、柔肝和化肝；补肝法，包括养肝、镇肝、摄肝、敛肝、温肝和缓肝；泻肝法，包括凉肝、平肝、破肝、抑肝、清肝、散肝和搜肝。这种归类也同样存在作用重复或难以区分的弊病。

历代肝病治法，内容丰富，涉及面广，本文只能做到对主要论点进行评述，遗漏之处，在所难免。对众多的肝病治法，笔者在前人基础上加以整理归纳，将肝病本身治法，概括为十二法，并将在后面加以介绍。

二、《金匮要略》的肝病治法

《金匮要略》中对肝病治法有着详尽的论述，立法全面，切中病机，组方严密，百验不殆，至今仍有极大的实用价值。现归纳为九法，兹分述如下，供大家参考。

1. 建中抑木法

本法《金匮要略》共有两条条文，一为虚劳篇的"虚劳里急，悸衄，腹中痛，梦失精，四肢酸疼，手足烦热，咽干口燥，小建中汤主之"；一为妇人杂病篇"妇人腹中痛，小建中汤主之"。其共同点均有腹痛，均用小建中汤。联系到《伤寒论》"脉沉涩，腹中痛，先用小建中汤，不瘥者用小柴胡汤"的论述，则不难看出其共同病机为脾胃虚弱，肝气过旺，肝旺犯脾，故见腹中痛。治则一要建中培土，二要抑木敛肝。方中桂枝汤外证得之能祛邪和营卫，内证得之扶正理阴阳，倍用芍药以敛肝止痛，加饴糖以培土。若虚象明显，加黄芪而为黄芪建中汤。本方在《金匮要略》中虽主治"虚劳里急，诸不足"，未提及胃腹痛，但临床用于治疗胃及十二指肠溃疡属于虚寒者，腹痛当为其主症之一，其病机尚与肝木犯脾有关。故建中抑木法，也可以理解为《金匮要略》"见肝之病，知肝传脾，当先实脾"这一治疗法则的具体应用。

2. 调肝理脾法

本法之调肝是指养血柔肝，理脾是指健脾化湿。《金匮要略》妇人妊娠篇有"妇人怀娠，腹中㽲痛，当归芍药散主之"，妇人杂病篇有"妇人腹中诸疾痛，当归芍药散主之。"当归、芍药、川芎治在肝、治在血，茯苓、白术、泽泻治在脾、治在湿。合而言之，具有调肝理脾、和血利湿作用，适于肝强脾弱、血虚湿滞所引起的各种病证。近来常用以治疗妊娠腹痛、痛经、附件炎、宫颈炎、慢性盆腔炎、妊娠水肿、慢性肾炎等。

3. 疏肝降冲法

本法在《金匮要略》用于奔豚气病，本病的症状为"气上冲胸，腹痛，往来寒热"，由于肝经从下肢上抵少腹，夹胃属肝络胆，上贯膈布胁肋，并少阴之脉夹脐上行至胸中而散，故奔豚气当有腹痛，且以少腹疼痛为突出。往来寒热本为少阳病的主证，厥阴主证为厥热胜复，由于肝气通于少阳，故此亦出现寒热往来，其他症状有情绪低落抑郁、易冲动、失眠烦闷等。治疗宜疏肝解郁、降逆平冲，代表方为奔豚汤。《金匮发微》中有典型病案，可供参考。

4. 养肝安神法

《金匮要略》妇人杂病篇说："妇人脏躁，喜悲伤欲哭，像如神灵所作，数欠伸，甘麦大枣汤主之。"脏躁证为情志病的一种，其主要临床表现有喜怒不节、坐卧不安、恍惚多梦、汗多口干、不思饮食、大便秘结、善叹息等。其病机为心肝受损，脏阴不足。甘麦大枣汤具有养肝阴、润脏燥、安心神的功效。本方合百合地黄汤，与酸枣仁、柏子仁、白芍、牡蛎等加减运用，治疗神志不宁一类疾病，效果较好。如癔病、癫痫、更年期综合征，以及失眠、头痛、眩晕、小儿夜啼、小儿遗尿等。此外，酸枣仁汤治疗"虚劳烦不得眠"，也属于肝阴不足，肝血亏损，虚热内生，而致神明不安，导致失眠。是临床治疗失眠的常用方剂。

5. 解郁化痰法

《金匮要略》用本法治疗梅核气，症见咽中如有炙脔，吐之不出，吞之不下。其他症状还有胸胁苦满或两胁胀痛，心烦易怒，胃脘痞满，食少纳呆等。治宜解郁理气，化痰散结。方用半夏厚朴汤，并可酌情选用柴胡、香附、陈皮、海浮石、郁金、桔梗等。凡肝气郁结，情志不调，湿痰凝滞所引起的心腹胀满、上气喘急、恶心呕吐等，均可用此方辨证治疗。临床上还可用此方治疗神经官能症、支气管炎、肠胃炎、慢性肝炎等。

6. 补肝止血法

《金匮要略》补肝止血法主要有两个方剂，即胶艾汤和温经汤。胶艾汤主治妇人漏下，半产后下血，妊娠下血及胞阻症；温经汤则主治更年期妇女半产瘀血不去，导致长期下血及妇人宫寒不孕。从方剂组成看，胶艾汤去阿胶、艾叶、甘草，则为四物汤，为妇科要方，在此基础上，化衍出许多有效方剂，使胶艾汤的临床运用灵活多变。

7. 和络化瘀法

本法适用于肝经气滞血瘀证候，《金匮要略》之肝着病云"肝着，其人常欲蹈其胸上，先未苦时，但欲饮热，旋覆花汤主之"。所谓肝着，乃肝经气血郁滞，留着不行所引起的病证，治用旋覆花汤。方中旋覆花行气散结，葱白通阳宣痹和络，新绛活血化瘀，新绛可用茜草或红花代。叶天士极喜用此方，凡胸胁满闷疼痛之症，用本方加归须、桃仁、泽兰、郁金等效果较好。若偏于胸闷气滞，加青皮、香附或四逆散；疼痛较重，加川芎、赤芍；有热者，加柴胡、黄芩、牡丹皮；有寒者，加桂枝、细辛。

8. 清肝利湿法

本法在《金匮要略》中主要用以治疗痢疾和黄疸。湿热困聚肠间，气机郁滞，热盛化脓，损伤血络，则成腹痛、里急后重、便下脓血的痢疾病，病虽在肠间，亦和肝经气机不畅，厥阴湿热下注有关，故《伤寒论》将热利下重治用白头翁汤列入厥阴篇。《金匮要略》指出："热利下重者，白头翁汤主之"，张锡纯在此基础上制成通变白头翁汤，其组成：生山药、白头翁、秦皮、生地榆、生杭芍、甘草、三七、鸦胆子。指出："热痢下重，系肝火下迫大肠"，白头翁"使风木遂其上行之性，则热利下重自除，风火不相煽而燎原，则热渴饮水自止也"。白头翁汤是治疗痢疾的有效方剂，由肝经风火湿热而引起的肝脓疡等可采用本方治疗。黄疸大多因湿热熏蒸所致，治用茵陈蒿汤疏肝利胆，清热祛湿通便。

9. 寒降熄风法

《金匮要略》风引汤，主治"除热瘫痫"，方以风引命名，列于中风篇，可治疗中风所致之半身不遂，口眼歪斜。张路玉说："风引汤专主内发之风。"运用本方要注意"热"，其风乃因热盛而生风，故方中用石膏、寒水石、滑石清热泻火；大黄通便，导热下行，热除则风亦熄；龙牡镇肝潜阳；赤白石脂填窍以熄风；紫石英镇静安神；干姜温脾阳，桂枝护心阳，以防诸药寒凉太过，克伐阳气。本方和紫雪丹之组法如出一辙，故均可主治高热烦躁、神昏谵语、抽搐痉厥，小儿惊厥等证。

目前在临床上，风引汤的运用逐渐得到重视，用以治疗中风、蛛网膜下腔出血、结核性脑膜炎、癫痫、痉病、双目斜视等病症的报道亦不少见。

三、叶天士论肝病及其治法分析

清代中叶名医叶天士，倡温病卫气营血为辨证施治纲领，为温病学说奠基人之一，为继承发扬中医药作出了巨大贡献，成为令人敬仰的一代宗师。他的《温热论》、《临证指南医案》等，给我们留下极为宝贵的理论和丰富的经验。细研其著作，便知其创新发展，实和其寻求古训，全面继承不可分割。他对仲景学说钻研深透，对仲景方的运用灵活自如，曲尽病情；而对后世刘、李、朱、张诸家学说，亦深得其精髓。故程门雪指出："天士用方，遍采诸家所长，不偏不倚，而于仲师圣法，用之尤熟。"他更盛赞其方"加减变幻之美，从来所无，清真灵活，如思翁书法，渔洋绝句，令人意远。余读其案方结构之美，则则有味，最为相契，平生心折，实缘于此，非徒然也。"这此评价，是极为恰当的。

在杂病治疗方面，叶氏对五脏六腑、奇经八脉等的论述及证治也极为深刻，常有发挥，其中尤其对肝病发病特点、治疗原则及用药规律，有较大的发明，其论述见《临证指南医案》的肝风、中风、肝火、肝郁、胁痛、痉厥、木乘土、眩晕、诸痛及胃脘痛等病证中，如零珠碎玉、弥可珍贵。现不揣浅陋，将叶氏有关肝病治法及论述归纳如下，不妥之处，望高明批评指正。

1. 重视肝胃之间的传变关系，肝胃当同治

肝胆和脾胃之间有相克和传变关系，且在临床上较为多见，故《金匮要略》首篇第一条便以肝病传脾、肝病实脾作为"上工治未病"的例证。肝胆脾胃之间，又有肝病传脾、肝病传胃和胆病传胃等不同情况，而叶天士则特别注重肝胃之间的传变关系，其原因大概和叶氏所治多为热性急性病，而慢性病较少有关。

叶氏在不同的病案中，运用不同的语言，反复强调了肝病易于传胃，如指出"肝为起病之源，胃为传病之所"；"肝木横逆，胃土必伤"；指出胃脘痛病因为"肝厥犯胃"，"病在肝胃"，"肝气犯胃"，"肝木侮胃"等；在治法上更强调"醒胃必先制肝"，"培土必先制木"。归纳叶案中肝病犯胃所出现的症状有胃脘疼痛，嘈杂难耐，胃痛引胁，呕吐黄浊水液，心悸流涎，呕恶不纳，不思饮食，干呕味酸，情怀不舒，脉弦长有力等。

同时还必须注意到，肝病犯胃，固然主要方面在肝，但也不能忽视胃对肝的反作用。故叶氏提出"理阳明以制厥阴"，"通补阳明和厥阴"。这也是对《金匮要略》"见肝之病，知肝传脾，当先实脾"的灵活运用，可理解为"见肝之病，知肝传胃，当先实胃"。这和《内经》所云厥阴不治，求之阳明；治肝不应，当取阳明，是完全符合的。

在具体治疗和用药上，提出"肝病及胃，当苦辛泄降，少佐酸味"，因辛散能够舒肝，苦降能够和胃，而酸味入肝，和苦相配能泄肝，和甘相配则可化阴。他的习惯用药是：用桑叶、苏梗、香附、乌药等舒肝，用木瓜、白芍、乌梅等制肝，认为"木瓜以酸救胃汁以制肝"，用人参、麦冬、石斛、南枣、小麦、粳米等养阴和胃。他还喜用金铃子散，在诸多医案中可见，认为"川楝苦寒直泄肝阳，延胡专长理气滞血涩之痛"。

现录叶氏医案两则，看叶氏的具体证治如何。

案一 任 此情志不遂，肝木之气逆行犯胃，呕吐膈胀，开怀大笑可解，凝滞血药，病之对头也。延胡 川楝子 苏梗 乌药 香附 红豆蔻

案二 程 操家烦动嗔怒，都令肝气易逆，干呕味酸，木犯胃土，风木动，乃晨泄食少，形瘦脉虚，先议安胃和肝。人参 半夏 茯苓 木瓜 生益智 煨姜

2. 阐明中风为内风，乃自身中阳气变动而来，治风当柔养镇潜

关于中风的病因，历来有不同看法，唐宋以前多以"外风"学说为主，如《金匮要略》就认为系"络脉空虚，贼邪不泄"，并根据邪中深浅将中风分为中络、中经、中腑、中脏四个类型。而金元以后多主内风之说，如刘河间力主"心火暴甚"，李东垣则认为系"正气自虚"，朱丹溪则主张"湿痰生热"，等等，这些认识较前有了提高，但和临床实际仍有较大的距离。至叶天士出，则对中风的病因病理、辨证施治反复阐述、深入探讨，因而对中风治疗有更强的指导意义。其认识的中风，便是指出中风系肝风引起，而肝风为内风，肝风为肝阳化风所致。如指出"肝风内动，为病偏枯，非外来之邪"；"内风乃身中阳气之变动"等。归纳起来，叶氏有关中风论述有以下几个要点。

首先强调水不涵木，肾阴不能滋养肝阳，为肝阳上亢的根本原因。肝为刚脏，体阴用阳，内寄相火，肝阳容易上亢，肝气往往过旺，肝火常会上炎，而平时所以不显病态者，乃因水以涵之，血以濡之，阴以养之，阴血一旦不足，则出现阳亢症状，甚则肝阳化风。故叶天士指出"水亏不能涵木，厥阳化风鼓动，烦劳阳升，病斯发矣"，"阳化内风，变幻不已，夫阳动莫制，皆脏阴少藏"；"肾虚液少，肝风内动，为病偏枯"。这和刘河间"将自失宜，火盛水衰，风自内起，其实阴虚阳亢为病也"的观点是比较一致的。

其次认为，上实下虚为中风患者的基本病理变化。肝阳上亢的患者，有余于上而不足于下，乃因肾阴亏虚，导致肝阳亢盛于上。若风火气血痰浊同时逆壅于上，则出现昏厥、跌仆、偏枯等典型中风症状。《内经》指出："血之与气，并走于上则为大厥。"故叶氏强调指出"下虚者，上必实"，"阳气变现，内风上冒，是根本虚在下，热化内风在上，上实下虚"，"下虚上实，君相火亢，水涸液亏，多有暴怒跌仆之虞。"

基于上述认识，叶氏对肝风肝阳的治疗重在镇潜柔养。肝风来自肝阳，而肝

阳上亢多因水不涵木所致，故治疗大法：阳浮在上则宜潜宜降，此为治标；阴亏于下则宜滋宜养，此为治本。叶氏在医案中常提出和阳熄风一法，其义和滋水涵木相同。常用药不外生熟地、阿胶、天冬、旱莲草、女贞子、牡蛎、磁石，以及复脉汤加减等，并认为"牡蛎体重，味咸，佐白芍之酸，水生木也"。又提出"凡肝阳有余，必须介类以潜之，柔静以摄之，味取酸收，或佐咸降，务清其营络之热，则升者伏矣"。这些论述对我们治疗高血压、脑血管意外的患者，都有较大指导意义。张锡纯镇肝熄风汤亦实脱胎于叶氏肝阳治法。

兹引叶氏医案数则于下，以为佐证。

案一 丁 因萦思扰动五志之阳，阳化内风，变幻不已。夫阳动莫制皆脏阴少藏，自觉上实下虚，法当介以潜之，酸以收之，味厚以填之。偏寒偏热，焉能治情志中病。熟地 萸肉 五味 磁石 茯神 青盐 鳖甲胶 龟甲胶、即溶胶为丸

案二 某 晕厥，烦劳即发，此水亏不能涵木，厥阳化风鼓动，烦劳阳升，病斯发矣。据述幼年即然，药饵恐难杜绝。熟地四两，龟板三两，牡蛎三两，天冬两半，萸肉二两，五味一两，茯神二两，牛膝两半，远志七钱，灵磁石一两

3. 强调肝风肝阳对阳明胃的影响，养胃阴以熄肝风

在一般方书论述肝胃的关系时，多局限于肝气横逆、肝气郁结犯及脾胃为患，而在《临证指南医案》的中风、肝风、眩晕以及木乘土等病证中，叶氏反复申述了肝风肝阳对阳明胃土的影响，以及滋养胃阴对治疗肝风肝阳的重要性。如指出"阳明脉中空乏，而厥阴之阳夹内风以纠扰"；"老年郁勃，肝阳直犯胃络，为心下痛"；又提出"肝风未熄，胃津内乏，无以拥护，此清养阳明最要。盖胃属腑，腑强不受木火来侵，病当自灭"。"肝风内扰，阳明最当其冲犯……考古人虚风，首推侯氏黑散，务以填实肠胃空隙，庶几内风可熄"。"甘味熄风"，"肝阳升举，宜益胃阴以制伏"。叶氏之所以重视肝风肝阳和胃土之间的相互关系及影响，究其原因有二：一为胃阴足，胃气强，肝病不能传胃，肝病不能蔓延，因而容易自愈；二为土乃万物之母，胃阴足则肝阴亦足，风阳便易于熄伏。在具体用药上，叶氏常用麦门冬汤及石斛、花粉、生地之类。当然，胃和脾不可截然分开，肝风内扰阳明又常和脾有关，故对脾气虚有痰者，叶氏又喜用参芪白术，以及星（胆星）附（白附子）六君子汤以"益虚宣窍"，"攻风祛痰"。叶氏此法，对当时也颇有启发，如王旭高治肝三十法中，便有培土宁风法，指出

"肝风上逆，中虚纳少，宜滋阳明，泄厥阴"，药用人参、甘草、麦冬、白芍、甘菊、玉竹等。

请看叶氏两则医案，以便参照。

案一 某 胁痛入脘，呕吐黄浊水液，因惊动肝，肝风震起犯胃，平昔液衰，难用刚燥，议养汁以熄风方。人参 茯苓 半夏 广皮 麦冬 白粳米

案二 刘 神伤思虑则肉脱，意伤忧愁则肢废，皆痿象也。缘高年阳明脉虚，加以愁烦，则厥阴风动，木横土衰，培中可效，若穷治风痰，便是劫烁则谬。黄芪 白术 桑寄生 天麻 白蒺藜 当归 枸杞 菊花汁加蜜丸

4. 注重肝血瘀滞，久病入络，治用辛润通络法

有关瘀血的病因证治，从《内经》起就进行了论述，如指出"恶血当泻不泻，衃（即瘀血）以留止"，"有所堕坠，恶血留内"。至张仲景则论述得更为全面，更切临床实用，如《金匮要略》中的大黄䗪虫丸、下瘀血汤、桂枝茯苓丸等，仍为目前医家所习用。后世医家对瘀血也有一定发挥，但其中叶天士的论述是比较突出的，其中心论点便是强调经主气、络主血，病久入络、痛久入络，治疗便当宣通血络。如他治疗一汪姓患者，胁肋疼痛两年，经治未愈，病情逐渐加重，因而指出："此非脏腑之病，乃由经脉继及络脉，大凡经主气，络主血，久病血瘀，瘀从便下，诸家不分经络，便忽寒忽热，宜乎无效。"他改用理气活血法，如归须、桃仁、泽兰、香附、丹皮、乳香、没药等进行治疗。

细玩叶氏医案，其治瘀血包括以下认识和方法，一是肝主藏血，血瘀和肝关系密切，故在胁痛一症中，他用活络法最多，《金匮要略》旋覆花汤是他喜用的方剂之一。二为通络活血一法，适用范围甚广，除胁痛外，还有诸痛、胃脘痛、胸痹、郁证等病证，均有宣通肝络法的运用。三为叶氏活血的药物，除用旋覆花汤外，常用归须、桃仁、柏子仁、青葱管等。这组药不仅能活血通络，且有柔养肝血、滋润血脉的作用，故又称辛润通络法。在虫类药方面，他喜用蜣螂虫、䗪虫等制成丸剂与服，"缓逐其瘀"，这和《金匮要略》大黄䗪虫丸缓中补虚同出一辙。四为叶氏不仅对内伤发病常用通络法，就是对外感热病亦把活血散血作为一个重要治疗法则。如在《温热论》中就指出温热之邪在血分则"犹恐耗血动血，直须凉血散血"，而用生地、丹皮、阿胶、赤芍之类进行治疗。目前在临床上对治疗传染病出现弥漫性血管内凝血等，常配合活血化瘀法进行治疗，证实了叶氏所论的正确性。下面举两则叶氏医案，以观其通络法的具体运用。

案一 沈　初起形寒，寒热，渐及胁肋脘痛，进食痛加，大便燥结，久病已入血络，兼之神怯瘦损，辛香刚燥决不可用。旋覆花　新绛　青葱管　桃仁　归须　柏子仁

案二 程　胁下痛犯中焦，初起上吐下泻，春深寒热不止，病在少阳之络。青蒿根　归须　泽兰　丹皮　红花　郁金

5. 治郁当轻灵用药，宽解情怀

叶氏对肝郁证的证治深有体会。第一强调肝气郁结，久则化热，谓"郁则少火变壮火"，故用逍遥散或丹栀逍遥散时，常去甘温壅滞之白术；第二指出肝气郁结，气机不调，易导致肝络凝瘀，血络不通，故在疏肝理气时，常配以宣通血络的药物；第三认为肝郁系情志为病，不能全靠药物治疗，患者务必情怀舒畅才能松解病情，所谓"内伤情怀起病，务必宽怀解释"，"情怀不能解释，草木无能为矣"，因"草本凉药，仅能治六气外来之偏耳。"

还须指出，柴胡为疏肝解郁要药，而叶氏却甚少应用。经统计，《临证指南医案》郁证中共 42 个医案，其中两案用逍遥散加减，一案用补中益气汤，可能有柴胡外，在叶氏自拟方中，只一案用了柴胡。叶氏厌用柴胡，还表现在其他病证中，如疟病，共达 151 病案中，除两案用补中益气汤，方中可能有柴胡外，只有一方用了"柴胡梢"，还有两案提出用"升阳法"、"升降疏补法"也未用柴胡，无怪乎徐灵胎在观看叶案当用柴胡而不用时，忍不住大发议论，说是"此老之离经叛道，真出人意表者矣"，"真天下之怪事也。"

《临证指南医案》郁证中，华岫云总结叶氏经验，归纳出叶氏治郁数法，可供参考："盖郁证全在病者能移情易性，医者构思灵巧，不重在攻补，而在乎用苦泄热，而不损胃；用辛理气，而不破气；用滑润濡燥涩，而不滋腻气机；用宣通而不揠苗助长，庶几或有幸成。"下面引叶氏医案两则，作为本文的结束。

案一 吴　操持过动，肝胆阳升，胃气日减，脉应左搏，从郁热治。丹皮　黑山栀　薄荷梗　钩藤　广皮　白芍　茯苓　神曲

案二 赵　脉左涩右弦，始觉口鼻中气触腥秽，今则右胁板痛，呼吸不利，卧著不安，此属有年郁伤，治当宣通脉络。金铃子　延胡　桃仁　归须　郁金　降香

四、肝病治疗十二法

肝病在各脏腑的病变中最为繁多，究其原因，我们在本讲中历代肝病治法辨

析中已作了介绍，简言之不外肝脏功能复杂，肝主风，肝为风脏，肝为将军之官，肝主怒，肝经循行范围广等方面。因此王旭高指出"肝病最杂而治法最广"。本文试就在文献复习和临床实践的基础上，对肝病治法进行初步归纳和分析。治肝方法繁多，但其中有些治法，名异而义同，或名似而义异，现将其分为疏肝、清肝、泻肝、养肝、柔肝、缓肝、敛肝、镇肝、平肝、温肝、搜肝和理肝十二法，分别介绍于下。

1. 疏肝

又称为舒肝或散肝，即《内经》"辛以散之"的意思，肝脏性喜条达舒畅，如树木之喜欢升发，不能抑郁。若因精神刺激等造成肝气不舒，出现胸胁苦满疼痛、闷闷不乐、喜叹息、食欲不振等症，治疗应以辛味药为主疏肝解郁理气，如柴胡、青皮、郁金、香附等，常用方有柴胡疏肝散、逍遥散等。肝气郁久不解，可进一步向三个方面发展：一为肝郁生热化火，二为气滞导致血瘀，三为乘克中焦脾土而出现脾胃症状，这是在治疗肝郁时必须引起注意的。

2. 清肝

亦称为凉肝。肝气郁结不解，久则郁而化热，成肝热之证，出现心中烦闷、潮热失眠、口苦尿黄、舌苔薄黄等症，此时当以黄芩、山栀、丹皮、夏枯草、青黛等清泄肝热，常用方有丹栀逍遥散、滋水清肝饮等。因肝热多由肝郁发展而来，故在清肝之时常须配以疏肝。

另外还有化肝一法，为清化肝经郁热郁火的意思，与清肝、泻肝的含义相近，如张景岳便有化肝煎一方，主治肝经火郁、热郁之证。

临床治疗急慢性胃炎、胆囊炎、传染性肝炎、低热、神经官能症以及妇科疾患，常离不开疏肝、清肝二法。

3. 泻肝

肝热进一步发展便为肝火。两者的区别在于程度上有不同，热轻而火重，因热为火之渐，火为热之极；部位上有不同，火性炎上，肝火的症状多表现在上部。肝火常出现头痛头胀，面红目赤，烦躁易怒，舌红苔黄，脉弦数有力等。肝火当用苦寒真折法，如龙胆草、芦荟、大黄等，常用龙胆泻肝汤、当归龙荟丸。高血压、癫狂、传染性肝炎等，均可表现出肝火的证候，治疗当泻肝火。

值得提出的是，龙胆泻肝汤不仅可泻肝火，还可清利肝经湿热。凡肝经湿热下注，引起阴囊湿疹、睾丸炎、阴痒、阴疮、遗精、白带等，用该方治疗有效。

4. 柔肝

又称滋肝，属于补的范围。有的书将柔肝和养肝等同起来，本文分开论述的用意在于，柔肝针对肝阴不足而言，具有滋补阴液的作用，药性偏凉，肝阴足则能化刚燥而为柔和，故名柔肝，这和养肝着重用偏温药补血有所不同。肝热和肝火常可导致肝阴不足而见头晕、两目干涩发矇、口干便结、舌红少苔而干等症，素体阴亏或老年肝肾不足，也常可出现此类症状。可用生地、白芍、桑椹、女贞子、首乌等治疗，常用方有桑麻丸、杞菊地黄丸等。运用此法尚有三点必须注意：一为肝阴不足常和肾阴不足并存，所谓"乙癸同源"、"水不涵木"是也，故滋补肝肾多同时进行；二为柔肝常以甘味药和酸味药相配伍，以达到酸甘化阴的目的；三为郁热可伤阴，而阴虚生内热，故又常和清肝一法配合应用。高血压、慢性肝炎、肝硬化、神经官能症以及某些虚弱性疾患，常用柔肝之法。

此外，肝经血瘀成痞块，常用滋阴软坚的鳖甲、龟板、牡蛎、白芍、生地、丹参等治疗，使痞块柔软缩小，因而也称为柔肝，各种疾病引起的肝脾肿大，适合此法。

5. 养肝

即补养肝血之意，亦属补的范围。肝主藏血，肝血不足是临床常见的肝虚证候，尤多见于妇科。其临床表现有头晕眼花，指甲及舌质色淡少华，月经量少或停经等。若血虚生风，又可见皮肤干燥瘙痒等症。由于肝主藏血，而魂舍于肝，肝血不足则不能舍魂于肝，因而出现失眠多梦等症，故失眠由于肝血亏都当养肝舍魂。肝血虚治疗当用当归、熟地、鸡血藤、阿胶、桂圆肉、枸杞子等，常用方有胶艾汤、四物汤、人参养荣汤、酸枣仁汤等。贫血、出血性疾患、风湿性关节炎、失眠以及妇科月经不调等，均常用养肝一法。

6. 缓肝

即《内经》所说"肝苦急，急食甘以缓之"的方法，肝性急迫的原因多和阴虚不能柔润有关，甘能滋阴柔肝，阴液足则肝风不生，此即叶天士"缓肝之急以熄风"之意；另一方面肝性急迫多克犯脾胃，出现胃痛、食少、腹痛、脉弦等症，甘味药能补中土而御肝风，故《难经》指出"损其肝者缓其中"。《金匮要略》也有肝病实脾的方法，缓肝的常用药有大枣、淮小麦、甘草、饴糖、白芍等，常用方有甘麦大枣汤、小建中汤、一贯煎等。缓肝一法常用于高血压、溃疡病、慢性肝炎、神经官能症，以及妇女更年期综合征等。

7. 敛肝

用具有酸味的药物进行收敛，不使肝气横逆的治法称为敛肝。因肝主疏泄，性喜辛散，而酸味药却具有相反的作用，故亦称为泻肝或泄肝。肝气横逆，叶天士称为肝厥或肝逆，多见烦躁易怒、头晕、胸胁胃脘胀痛、泛酸呕吐、脉弦有力等症，甚则从气分影响到血分，使肝主藏血的功能发生异常，产生吐血、崩漏等症。此时可以乌梅、白芍、木瓜、五味子等酸味药为主以敛之。兼热者，常配以黄连、川楝子等苦寒药；兼阴虚者，常配以沙参、麦冬等甘寒药。代表方有连梅饮等。此法常用于眩晕、呕吐、胃痛、消渴，以及血证等病证中。

肝气横逆和肝气郁结有所不同。前者是作用太强，疏泄太过；后者为作用不及，疏泄无能。故前者症状偏于亢旺，治用酸泄以敛肝；后者症状偏于消沉，治用辛散以疏肝。

8. 镇肝

用介类重镇药，使亢盛的肝阳得以潜降的方法称为镇肝，亦称为潜肝。肝为刚脏而主升发，阴液不足，阴不潜阳，每致肝阳上亢，故叶天士指出："阳动莫制，皆脏阴少藏"，这称为阴虚阳亢。亦有因肝火内盛，引动肝阳上亢，称为热盛阳亢。此时，可出现头痛头胀、头晕耳鸣、面赤等阳气浮动于上的症状，同时多伴有血压升高。治疗当用龟板、鳖甲、龙骨、牡蛎、代赭石等药物，代表方有三甲复脉汤、风引汤、镇肝熄风汤等。阴虚阳亢，常配柔肝药，以达到滋阴潜阳的作用；热盛阳亢，当配清肝药以达到清热镇肝的作用。本法已广泛应用于高血压、脑血管意外、甲状腺功能亢进等病的治疗中。

9. 平肝

平熄肝风称为平肝。肝风产生原因有三：一为肝阳化风，叶天士所谓"阳化内风"，"内风乃身中阳气之变动"，都是指的肝阳化风；二为热极生风，如王旭高指出"内风多从火生"；三为阴血不足而生风，叶天士所谓"血液伤极，内风欲沸"，阴血极虚，不能涵养空窍和肢体，因而出现震动不定等现象。肝风的症状主要有头目眩晕，抽掣作痛，抽搐震颤，头摇弄舌，口眼歪斜，甚至痉厥昏仆，以及半身不遂等症。治疗宜用天麻、菊花、钩藤、僵蚕、地龙、石决明、羚羊角等平肝熄风药。肝阳化风者，兼以镇肝潜阳；热盛生风者，兼以清肝泻火；阴血不足而生风者，兼以滋阴养血。常用方有羚羊钩藤汤、天麻钩藤饮、大定风珠等。脑血管意外、流行性脑脊髓膜炎、乙型脑炎、小儿高热痉厥等，常用平肝的方法。

肝风和肝阳的不同点在于：肝风不仅能上犯头部清窍，亦能犯及肢体，故王旭高指出"肝风一证，虽多上冒巅顶，亦能旁走四肢，上冒者阳亢居多，旁走者血虚（批血虚生风）为多"，而肝阳的症状则多限于上部。再者，风主动摇，肝风多见抽搐、眩仆、痉厥等动作形态发生异常的症状，而肝阳在未发展到肝风阶段，则不出现这些症状。但是，肝阳和肝风毕竟是紧密相联的两个病理阶段，故镇肝和平肝常同时合用。此外，平肝一法又常和搜风祛风的虫类药配合应用。

上述育阴潜阳、平肝熄风等法，可使肝阳安和而不亢旺，故又统称为和阳。

10. 温肝

肝脏虽多热证、实证，但也不乏寒证、虚证，肝寒之证当用温肝之法。肝寒的原因可因寒邪外中，亦可因肝阳内虚，两者又互相影响。其主要症状有面色青白、手足发冷发麻、畏寒、胃腹疼痛等。常用吴茱萸、桂枝、茴香、川椒、生姜等温肝散寒药，代表方有当归四逆汤、暖肝煎。临床可用于头痛、胃痛、腹痛、积聚、痛经，以及风湿性关节炎、小儿麻痹、血栓闭塞性脉管炎等的治疗。可见肝经虚寒之证并不少见，所谓"肝无温法"的见解，并不符合临床实际。

11. 搜肝

亦称为搜风。适用于风邪流窜经络，经久不愈，出现疼痛、麻木、抽搐、口眼歪斜、肢体不遂等症状，以虫类药为主入经络搜剔风邪，常用药物有蜈蚣、全蝎、地龙、僵蚕、蝉蜕、蕲蛇、白附子、胆南星等。其中尤以蜈蚣搜风之力最强，故张锡纯指出本品"内治肝风萌动，癫痫眩晕，抽掣瘛疭，小儿脐风；外治经络中风，口眼歪斜，手足麻木"。常用方剂有止痉散（蜈蚣、全蝎）、牵正散等。临床用于顽固日久的头痛、偏头痛、颜面神经麻痹、风湿性关节炎、类风湿性关节炎、乙脑及其后遗症、破伤风等。应用虫类药搜风止痛，有时可收到较好疗效。

12. 理肝

肝属厥阴，少阳与厥阴相为表里，邪在少阳，出与阳争则热，入与阴争则寒，故多往来寒热之证。邪在厥阴，则邪从阴化而多寒，邪从阳化而多热，邪正相争，阴阳胜复，故厥阴多厥热往来、寒热错杂之证。其症状多出现四肢厥冷与发热交替发作，头晕，恶心呕吐，心烦泛酸，饥不欲食，渴不欲饮，胁痛，呕吐蛔虫，尿赤苔白或苔黄，脉弦等。当温凉并用以调理寒热，故称为理肝。代表方为乌梅丸。此方为厥阴病的主方，除用黄连、黄柏清热，附子、干姜等祛寒外，还具有《内经》酸收、辛散、甘缓的治肝三法，看似复杂，但组织严密，针对性强，是治疗厥阴病寒热错杂的一张好方。理肝一法，前人似未曾提及，实际上理肝是几种治肝方法的联合应用，在临床上运用的机会不少，且非其他治法所能包括，故单独列为一法。厥热胜复、胆道蛔虫、呕吐、胃痛、腹痛、久利、崩漏等病证，具有寒热错杂表现者，均可考虑用理肝一法，用乌梅丸加减治疗。

此外，还有和肝一法，因肝主藏血，和肝即是和血，亦即活血化瘀，适用于瘀血停滞的病证。瘀血一证涉及范围极广，活血化瘀一法在临床上得到了广泛的应用，这非治肝的方法所能包括，故不在此讨论。

以上是治肝十二法的简单的归纳和讨论，还不能说是包括了治疗肝病的全部方法。例如，这十二法只是治疗肝脏本身的方法，但脏腑相关，他脏有病可影响肝，肝脏有病可影响他脏。故从整体观念出发，又有滋水涵木、清金制木、扶土抑木、泄肝和胃、泻子补母等治法，因涉及到范围甚广，也不在本文叙述。再者，治疗肝病各法均互有联系，常二三法联合使用，这在各法的介绍中已简单叙及，不再赘述。在治疗肝病的方剂方面也不只具有单一的某方面的作用，以上各法中只是就它们的主要作用进行归类，并不能概括这些方药的全部作用。

五、肝病验案举例

1. 肝郁胃痛

梁某，女性，50岁。患者自诉胃痛有16～17年之久，每年入秋后胃痛即逐渐发作，近几年来病情逐渐加重，今年未至入秋胃痛即发。现见胃脘疼痛而胀闷不舒，饮食后胀痛更甚，因而饮食逐渐减少，人也逐渐消瘦；喜叹息，嗳气后胀痛稍有减轻，情绪不佳时则胀痛加重；大便尚调，小便稍黄；舌尖稍红，舌苔薄白，脉象沉缓。据此表现认为系肝胃不和之证，以逍遥散化裁施治：柴胡7克，当归10克，白芍10克，白术7克，茯苓10克，陈皮5克，麦芽30克，甘草5克。3剂后胃痛得减。再服3剂，胃痛渐止，饮食正常。至3个月后，患者又来就诊，云3个月来胃痛一直未发，至近日胃痛又作，仍守前方3剂而胃痛减，再以此方加丹参15克，2剂。半年后，患者陪同其夫前来医院看病，见其体健神佳，与前判若两人，胃痛至今一直未发。

【按】胃痛一症，除脾胃自病外，和肝脏的关系最为密切。在因肝寒犯胃或肝胃虚寒而致胃痛者，治当用吴茱萸汤或当归四逆加吴萸生姜汤；有因肝郁化火，火热扰胃而致胃痛者，又当用四逆散合左金丸等等。故《临证指南医案》指出"凡醒胃必先制肝"。本病例虽每在秋冬季节发作，但从症状表现来看，痛而胀闷、喜叹息，痛和情绪有关，故诊为肝郁胃痛。乃肝气郁结，肝木克土所致，方用逍遥加减以疏肝解郁。其中麦芽一味，张锡纯《医学衷中参西录》指出"虽为脾胃之药，而实善舒肝气"。究之临床，此言诚不虚也。

2. 厥阴胃病

梁某，男，25 岁。多年胃痛，遇寒即发，时吐涎沫，手足冷而麻痹，小便清，大便结而黑，舌淡白，脉沉细。认为系厥阴虚寒证，用当归四逆汤加生姜、吴茱萸，以温肝暖胃为主。处方：当归 12 克，桂枝 6 克，杭白芍 9 克，细辛 3 克，通草 6 克，炙甘草 4.5，大枣 7 枚，生姜 2 片，吴茱萸 4.5 克。服 6 剂后，胃痛大减，吐涎已止，手足转温，脉沉见起，大便正常，但头晕心悸，夜寐盗汗，唇舌淡白，认为证转太阴，阳虚血弱，再以归芪建中汤扶脾收功。

【按】患者遇寒则胃痛，手足冷，溺清苔白，显然是个虚寒证。然患者手足冷而麻痹，是血不养筋；而肝主血，大便结而黑，是血亏有瘀。若在脾胃，大便当溏软；患者吐涎，当用苦温，而不宜用甘温，因"呕家不喜甘"也，故断为厥阴虚寒证，而非脾胃虚寒证。故治用当归四逆，而不用黄芪建中。

3. 厥阴热利

子宫颈癌Ⅲ期患者张某，49 岁。在放射治疗之后一阶段，发生放射性直肠炎，每日大便数十次之多，每次仅便血性黏液少许，里急后重颇甚，食欲差，脉略弦，舌质红，有裂纹，苔淡黄。六经辨证为厥阴热痢，肝火下迫，热甚伤阴。用白头翁加甘草阿胶汤加减：白头翁 12 克，秦皮 5 克，黄柏 7 克，黄连 5 克，黄芩 7 克，白芍 10 克，阿胶 8 克，玄参 7 克，甘草 5 克。5 剂后，便次大减，日5～6 次，稍有血性黏液，里急后重减轻。续以上方加地榆炭、马齿苋等 10 余剂，大便渐正常，坚持完成放射疗程而痊愈出院。

【按】《金匮》第二十一篇第 11 条云"产后下利虚极，白头翁加甘草阿胶汤主之"，热利治当用白头翁汤，然产后气血亏损可知，热利也常伤及阴血，故加甘草阿胶以养血护阴。本患者年近半百，舌有裂纹，加上放射损伤阴血，故虽不在产后，亦用本方标本兼顾，虚实同治，因而取得较好疗效。

4. 厥阴呕吐

患者孙某，女，52 岁，因子宫颈癌，手术后发生呕吐不能食已 5 天，医院诊断为不全性肠梗阻。曾服中药微予通利，虽便泄数次，呕吐仍不止，西医进行输液及胃肠减压，未见好转。会诊时患者头痛目眩，耳鸣口苦，心中疼热，呕吐涎沫，食不得入，渴不欲饮，大便泄后闭，肠鸣不矢气，小便短黄，唇黯红，舌苔薄黄，脉弦。诊为厥阴寒热夹杂，肝风扰胃，肝胃不和。法宜敛肝风，降胃气，平调寒热。选用乌梅丸化裁：乌梅 10 克，川黄连 6 克，花椒 3 克，西党参 10 克，当归 7 克，黄柏 5 克，干姜 3 克，代赭石 15 克，橘皮 5 克，竹茹 5 克。水煎服。1 剂呕吐即止，涎沫减少，能进饮食，心中疼热亦减，腑气得行，并下蛔虫 1 条。但仍口苦溺黄、脉细弦、舌质红苔黄，知其胃气渐降，而肝胃阴伤，余邪未清。再守原方除花椒、赭石，加玉竹 10 克；丹参 7 克。4 剂后，精神食欲好转，头晕耳鸣减轻，口苦除，但觉晚间腹部灼热，出汗后则渐舒，大便结，小便仍黄，脉细弦，舌苔根部薄黄。此乃肝胃渐和而气阴未复，最后仿炙甘草汤意调治：党参 10 克，白芍 10 克，丹参 7 克，玉竹 10 克，麦冬 10 克，火麻仁 10 克，炙甘草 5 克，生姜 6 克。4 剂后，诸症大减，精神食欲均大有进步，呕吐从不再作。

【按】本证见呕吐涎沫且头痛，似属厥阴吴茱萸汤证，但该证为肝经寒浊之邪循经上泛，纯寒无热，同时还有口淡苔白、小便清长诸症出现。本证乃因寒热错杂而见心中疼热、食不得入、口苦溺黄、舌黄诸症，故舍吴茱萸汤而取酸苦辛甘并用之乌梅丸加减，效如桴鼓。又后世常用温胆汤以治胆胃二经不和之呕吐，其主症为呕吐而口苦不寐，兼有心烦惊悸咳痰等症。而本例则为肝胃不和，其主症为呕吐而眩晕头痛，兼有心中疼热、食不得入等症，病在厥阴为主。且温胆汤有调和胆胃之效，而无敛肝熄风之功；有清热化痰之力，而无平调寒热之能，惟以乌梅丸化裁施治才能恰如其分。

5. 厥阴热泄

患者刘某，女性，57 岁。近年来白带增多，下腹疼痛，西医诊断为子宫颈癌。经放射治疗后，近 3 周来大便泄泻不止，服痛泻要方不见有效。诊得患者目青，脉弦，舌光红中裂，头晕口苦咽干，饮食睡眠均差，大便日泄 4~5 次，无黏液，肛门灼热。诊为厥阴阴虚热泄，肝风下迫，疏泄太过。法宜酸苦泻肝，酸甘养阴清热。处以连梅汤加味：川黄连 5 克，乌梅 10 克，生地 12 克，麦冬 10

克，阿胶 10 克，白芍 10 克，甘草 3 克。水煎服，4 剂后便泄已止。再 3 剂，大便正常、食欲增加、精神睡眠均较好，但仍觉口干、舌光红较前稍润、脉细弦。至此肝风下迫之势已去，但气阴未复。治以酸甘为主，佐以酸苦，仍照原方减黄连，加党参调治而愈。

【按】仲景治厥阴热利，本来用白头翁汤。但白头翁汤之利，为厥阴疏泄不及，湿热困于肠间，木郁土中所致。即后世所称之痢疾，所下当有脓血，其症见腹痛里急后重、舌苔多黄腻，与本证之泄泻而无里急后重、舌光无苔显然不同。一为疏泄不及、湿热困聚，故以白头翁汤疏木泄肝、清利湿热。又少阳与厥阴相为表里，见口苦、咽干、目眩之半里证，何以不用黄芩汤？因症见头晕目青、舌光红中裂，是热邪已深入厥阴、阴液内伤，黄芩汤养阴敛肝之力不足，故不取用。且本病又无痛泄并作之肝脾不和症状，又非抑肝扶脾之痛泻要方所能奏效。连梅汤出自《温病条辨》，主治暑热久羁、心肾阴伤，而见心热烦躁、消渴舌绛、舌苔黄燥等症，其药物有黄连、乌梅、麦冬、生地、阿胶，酸甘相合而能敛津养阴，酸苦相配又能泄热清暑。实际上，我们也可将此方看成乌梅丸的变方，杂病中肝经阴虚风动之证，用之常能取效。

6. 瘀热腹痛

黄某，女性，25 岁，系腹痛待查的住院患者。患者起病 10 多天，初为腰部疼痛，呈持续性刺痛，按之不减；继而胁肋及上腹部亦痛，痛有定处而拒按，并有烧灼感，口干，小便色黄而热，近两日未行大便，舌苔满布，黄白相兼，脉象沉数。患者已住院 4 天，未得确诊，服西药未见效果，因而邀请会诊。据以上临床表现，诊为肝胃不和，瘀热作痛，治宜疏肝理气、泄热止痛。用四逆散加味：柴胡 10 克，枳壳 10 克，白芍 10 克，甘草 7 克，川楝子 10 克，大黄 5 克，郁金 10 克。每日 1 剂，2 剂后得大便 1 次，腰疼痛减轻。二诊时，加桃仁 10 克，厚朴 6 克，香附 10 克，以加强其理气化瘀的作用。服 1 剂后，腰痛腹痛大为减轻。患者因来自农村，经济比较困难，急于回家，第二天痛止，欣然出院。

【按】四逆散出自《伤寒论》，因能治疗热邪郁遏在里，阳气不能外达所引起的腹痛、四肢逆冷而得名。本案患者虽未见四肢逆冷，但胆胃不积热郁在里之象明显可见，故用四逆散加解郁泄热止痛的药物进行治疗。二诊时又考虑到患者痛有定处而表现为刺痛，当与瘀血有关。故又加重祛瘀理气药物，收到良好效果。四逆散是临床常用方剂之一，可用来治疗多种痛证，如胸痛、胁痛、胃痛和腹痛，如辨证当并随证加减，多能随手取效。

7. 血亏失眠

阙某某，男，42岁，自诉睡眠一向不好，近3年来病情加重。尤其是近月来，每夜好时能入睡三四小时，有时彻夜不寐，躁热汗出，常口干饮水稍多，大便干结，常两三天一行。精神较抑郁，饮食尚可，脉沉细，舌苔薄白，从肝血失养，心阴不足施治。酸枣仁15克，知母12克，茯神15克，丹参15克，生地15克，百合15克，麦门冬15克，郁李仁15克，佛手10克，炙远志8克，夜交藤30克。服药7剂，2周后来复诊，云睡眠一直良好。

【按】《内经》指出"肝藏血，血舍魂"，魂是精神意识活动的一部分，是神的外部表现。人觉醒时，魂游于目，则目明神足，视物灵通，遇事不惊；人睡眠时则魂藏于肝。而睡眠不安，梦多夜游等，均是魂不安舍的表现。魂舍于肝的前提是肝血充足，肝无邪扰，前者为虚，后者为实，酸枣仁汤所治，为肝血不足，魂不归肝，同时又多伴有心肺阴虚的症状，故常配合生脉饮、百合地黄汤等加减治疗。

8. 厥阴痛厥

章某某，女，18岁，从幼时起，每半个月左右发一次胃脘疼痛，发时剧痛难忍，甚至昏厥不省人事，同时先憎寒，后发热，且伴有口渴。气上冲胸。呕吐（自诉未呕过蛔虫），四肢不温，脉象弦缓，目色青蓝，舌苔白润，舌根部有薄黄苔。临诊时，上腹仍胀痛不舒。诊为厥阴寒热错杂之证，处以乌梅丸加减：乌梅10克，川椒5克，细辛2克，附片8克，当归10克，干姜3克，黄连3克，黄柏3克，党参10克，桂枝5克，白芍7克。2剂后，腹胀痛明显减轻，胃脘压痛不明显，复诊时再带5剂回乡治疗。二个半月后，其父来院索方，谓其女药后二个来月，痛厥寒热诸症未发，只近数日胃痛才轻微发作，再以上方巩固疗效。

【按】《医宗金鉴》云："厥阴者，为阴尽阳生之脏，邪至其经，从阴化寒，从阳化热，故其为病，阴阳错杂，寒热混淆也。"本案辨为厥阴者，因先憎寒后发热，类似厥热胜复；痛厥时发，因厥阴之厥不仅包括四肢厥冷，也包括昏厥在内；再者口渴呕吐，气上冲脑，脉弦目青，又为肝经木火内炽之症，故用乌梅丸取效。加芍药者，取其敛肝缓急止痛也。

第八讲

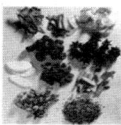

《伤寒论》和《金匮要略》方药特色

　　《伤寒论》和《金匮要略》的作者均为张仲景，且两书原为一书，书名《伤寒杂病论》，后来因为历史原因而分为两书，两书开中医学从基础理论走向临床辨证论治之先河，具有重要的历史意义和实用价值，都被尊为中医的经典著作，尤其是书中的方剂被尊称为经方，也是历代医家推崇备至的常用方剂。一千多年来，临床应用不衰，为国人的健康作出了巨大贡献。如清代徐玉台在《医学举要》中强调《伤寒论》的六经辨证，认为"凡病不外六经，精于伤寒法，乃可通治杂病，盖杂病之规矩准绳，已毕具于伤寒中也"。柯韵伯也强调"只在六经上求根本，不在诸病名目上寻枝叶"。近代上海名医程门雪指出："治杂病的方法，大多是来源于金匮，各篇所出之方，几乎无一不妙，指导意义极大。""经方用之得当，疗效非时方所及，相反来说，用之不当，流弊也较显著"。此论是很符合临床实际。至于陈修园所说："金匮所载之方，人以为不全，而不知其无微不至，何也？人人所共知者，不必言也，所言皆以讹传讹之证。中工能治者，不必论也，所论者，无一非起死回生之术"，此说则未免赞誉太过。

　　经方不仅在国内应用甚广，在日本汉医中也是如此。如在日本有人对 89 位汉医的处方应用进行调查，结果临床应用最多的前十方剂是：小柴胡汤（52人），当归芍药散（51 人），大柴胡汤（46 人），柴胡桂枝汤（45 人），八味丸（40 人），桂枝茯苓丸（40 人），五苓散（34 人），葛根汤（30 人），小青龙汤（29 人），加味逍遥散（28 人）。从以上结果可看出，其中经方占 9/10，而时方只占 1/10，而且名列最后；九方中《伤寒论》有的方，《金匮》也有，如大小柴胡汤、小青龙汤、五苓散，而《金匮》有的方，《伤寒论》却没有，如八味丸、当归芍药散和桂枝茯苓丸。

　　两书原为一书，且都出自同一作者，则书中辨证规律、方剂运用、用药手法等自然有相同之处。但毕竟两书所治对象不同，一是针对伤寒六经传变各种病证，一是针对内科及妇科杂病，故又有许多不同之点。现将其在方剂药物的异同之处，作如下比较。

一、两书药物异同比较

《伤寒论》共有方剂113首，此外尚有禹余粮丸和土瓜根散见方未见。方中所用药物经初步统计为86味，其中包括鸡子黄、蛋清、苦酒、猪胆汁、白蜜、猪肝、米粉、葱白等在内。方中常用药物，入方10次以上的有炙甘草69方，桂枝40方，生姜、大枣各39方，白芍31方，人参21方，干姜20方，半夏18方，大黄16方，黄芩15方，麻黄、炮附子各13方，黄连12方，茯苓11方，共计14味药。入方5~9首的有白术、杏仁各9方，生附子、栀子各8方，石膏、枳实各7方，牡蛎、厚朴各6方，细辛、芒硝各5方。需要指出的是，炙甘草用方69次，高居榜首而生甘草入方只有3首，这3方是甘草汤、桔梗汤和通脉四逆汤。按后世用药习惯，甘草能调和诸药，安中养胃，而生甘草偏凉，重在养阴清热，炙甘草偏温，重在健脾益气。那么上述通脉四逆汤，当用炙甘草。在用炙甘草的56方中，如调胃承气汤、麻杏石甘汤、麻黄连翘赤小豆汤、葛根芩连汤、四逆散和白虎汤等方中，就应该用生甘草，而不是炙甘草。其中缘故，笔者不得其解，也许仲景方也有用药不妥之处。

《金匮要略》205方中，共用药155味，其中入方应用10次以上者，有22味，它们入方的次数分别为桂枝55次，生甘草53次，生姜48次，大枣45次，芍药34次，半夏32次，干姜30次，茯苓29次，人参27次，白术25次，炙甘草23次，大黄、麻黄各22次，黄芩20次，炮附子18次，枳实15次，当归、杏仁、细辛各14次，石膏13次，厚朴11次，川芎10次。入方5~9次的21味，它们是阿胶、五味子各9次，牡蛎、黄芪各8次，柴胡、泽泻、桔梗、桃仁各7次，滑石、蜀椒、防己、百合、干地黄、黄连各6次，乌头、丹皮、防风、龙骨、知母、栝楼根、粳米各5次。

如果将两书用药作一比较，就可得出：①两书常用药物基本相同，如桂枝、麻黄、附子、干姜、芍药、人参、茯苓、白术、半夏、大黄、黄芩、黄连以及甘草、生姜、大枣等。②温药占多数，体现了张仲景的用药特点，除大黄、黄芩、黄连和石膏外，其他常用药物基本都是温热药。③《金匮》用黄芪有8方，如黄芪建中汤、防已黄芪汤、黄芪桂枝五物汤等，而《伤寒论》无一方用黄芪，就因为杂病多气血亏损之证。④《金匮》用当归14方，如温经汤、当归芍药散、胶艾汤、当归、贝母苦参丸和当归赤小豆汤等，且都多在妇科三篇中，因妇女以肝为先天，妇科病患多离不开血。《伤寒论》中只有4方用了当归，且4方都在厥阴篇，因厥阴属肝，而肝主血也。⑤寒邪易于伤阳，故《伤寒论》常用生附子回阳救逆，用生附子共8方，用炮附子13方，占炮附子的一半强，而《金匮》用附子主要是扶阳止痛，故用炮附子18方，而用生附子只有2方，只占炮附子的1/9。⑥乌头功能散寒止痛，尤善于治沉寒痼冷所起的寒痹痛痹，故《金匮》有5方用乌头，这5方为乌头煎、大乌头汤、乌头赤石脂丸、乌头汤、乌头桂枝汤和赤丸，而《伤寒论》无一方用乌头。又因为乌头有毒，故在煎服时提出先煎、纳蜜、剂量由少到多三个注意点。

前面我们也介绍过了两书药物入方情况，如果我们将两书合起来看，统计一下入方超过10次的药物有以下一些：炙甘草、生甘草、桂枝、生姜、大枣、芍药、人参、干姜、半夏、大黄、黄芩、麻黄、炮附子、黄连、茯苓、白术、枳实、当归、石膏、厚朴、杏仁、牡蛎、柴胡、生附子、龙骨、阿胶、五味子、川芎、泽泻、桃仁共计30味药。再者，还有黄芪、茵陈、吴茱萸、乌头、知母、乌梅等，入药虽未达到10次以上，但它们代表一个方面，组成了一些重要方剂，对后世、对临床影响比较大，也属于两书中的经典药物。张仲景就凭借这些药物，演绎出了有声有色的两部经典著作。流传下临床盛用不衰的上百个经方，确实是厥功至伟的中医学中的第一大功臣。徐灵胎则认为仲景方之所以有效，和他的药取材于《神农本草经》有关，他在《医学源流论》中指出："本草之始，仿于神农，药止三百六十味，此乃开天之圣人，与天地为一体，实能探造化之精，穷万物之理，字字精确。非若后人推测而知之者，故对证施治，其应如响。仲景诸方，药品不多，而神明变化，已无病不治矣！"

二、方剂运用各有千秋

《金匮》中的方剂组成比较复杂，前二十二篇中为205首，后三篇为57首，共262首，这就是林亿、孙奇所说"除重复，合二百六十二方"。前二十二篇205方中，有附方22首，这是宋代孙奇、林亿在整理《金匮玉函要略方》时，在唐代《千金》、《外台》、《千金翼》、《肘后方》、《古今录验》书中补充进来的方，如苇茎汤、续命汤、茯苓饮等。

在这205首方中，由三部分组成，一是和《伤寒论》相同的方，有44首，即十枣汤、大小青龙汤、大小柴胡汤、大小承气汤、小建中汤、五苓散、文蛤散、四逆汤、白头翁汤、白虎加人参汤、甘草干姜汤、甘草附子汤、甘草泻心汤、半夏泻心汤、瓜蒂散、吴茱萸汤、抵当汤、桂枝汤、桂枝加桂汤、桂枝救逆汤、桂枝附子汤、苓桂甘枣汤、苓桂术甘汤、桃花汤、茵陈蒿汤、桔梗汤、乌梅丸、麻子仁丸、栀子豉汤、通脉四逆汤、黄芩加半夏生姜汤、猪苓汤和葛根汤。还有3方药同而方名不同，即麻黄附子汤（麻黄附子甘草汤）、人参汤（理中汤）、白术附子汤（桂枝附子去桂加白术汤）。还有附方相同的有5方，共为44方。这44方中，其功用和主治大都和《伤寒论》相同，但亦有不同者，如甘草泻心汤治狐蟨，小建中汤治虚劳阴阳两不足，桂枝汤治妊娠恶阻，白虎加人参汤治疗杂病消渴等。

二是在伤寒方的基础上加味成新方，这类方剂共有11方，计有黄芪建中汤、桂枝加龙骨牡蛎汤、黄芪桂枝五物汤、麻黄加术汤、小青龙加石膏汤、白头翁加甘草阿胶汤、白虎加桂枝汤、茵陈五苓散、越婢加术汤、越婢加半夏汤、黄芪加桂枝汤。这些方经加味成新方后，往往能化平淡为神奇。如小建中汤加黄芪为黄芪建中汤，其健脾益气作用大大加强，目前，治疗脾胃虚弱所致虚劳、虚黄、泄泻、虚热、溃疡，医家多用黄芪建中汤而不用建中汤，先父曾用此方治愈溶血型黄疸。又如桂枝加龙骨牡蛎汤，是目前治疗阴阳两虚、营卫失调所致遗精、遗尿、自汗、失眠、低热的常用方剂。又如小青龙加石膏，用于外寒内饮而又挟有内热的痰喘咳嗽诸症，更有效果，如张锡纯指出："小青龙治外感痰喘，屡次皆效，然必加生石膏或七八钱，或至两余，若畏石膏不敢多用，即无效验。"实际上，这不是在为小青龙汤作宣传，而是在为小青龙加石膏汤作宣传。他如白虎加桂枝汤治热痹，茵陈五苓散治黄疸，也是临床常用。再如白头翁加甘草阿胶汤，更适合于产后阴血不足的下利症。先父曾用此方治疗一宫颈癌Ⅲ期患者，经用放射治疗后发生放射性直肠炎，每日大便十数次，经用本方加减后，取得了良好疗效。

三是自创新方。共约150方，其中比较著名，对后世影响较大，而目前临床又常用的方剂有：防己黄芪汤、防己茯苓汤、当归芍药散、百合地黄汤、甘麦大枣汤、温经汤、肾气丸、胶艾汤、麻杏苡甘汤、大黄牡丹皮汤、薏苡附子败酱散、半夏厚朴汤、桂枝芍药知母汤、栝蒌薤白半夏汤等。如肾气丸，为温补肾气的祖方，在此方基础上又衍生出补肾方剂十来首；胶艾汤，内含后世的四物汤，而四物汤又成为后世治疗血证的基础方；大黄牡丹皮汤，治疗肠痈，即西医阑尾炎，成为中医药治疗急腹症的第一方；桂枝芍药知母汤，治疗风湿历节病，成为现代治疗类风湿性关节炎的代表方；大黄䗪虫丸，原为治疗干血劳，现用来治疗肝脾肿大、良性肿瘤、肝硬化、脂肪肝、脉管炎、脑血栓、术后粘连、瘀血闭经等疾患；当归芍药散，原治妇女腹痛，现广泛用来治疗胎位异常、先兆流产、功能性子宫出血、妊娠贫血、子宫肿瘤、痛经及妊娠水肿等。

三、药物配对举例

在两书中，桂枝是用得最多的药物之一，一个入方 40 次，一个入方 55 次，以它为中心，还形成了一个桂枝类方，是经方中的第一大类方。因此，了解桂枝的配伍特点及规律，对掌握经方的临床意义甚为重要。

1. 桂枝配芍药

两药相配，是桂枝汤中的君臣二药，两药相配在表可调和营卫，在里可和中健脾，加上桂枝甘草辛甘化阳，芍药配甘草酸甘化阴，故桂枝汤在表可调和营卫，在里可燮理阴阳，临床上应用甚广。诸如黄芪建中汤、小建中汤、桂枝加龙骨牡蛎汤、桂枝芍药知母汤、黄芪桂枝汤等均含桂芍相配，是临床常用方剂。

2. 桂枝配麻黄

桂枝配麻黄是辛温发表的最佳搭配，代表方为麻黄汤，治疗太阳表实，见发热恶风寒，身痛无汗，脉浮紧，苔白不渴者。若为外寒内饮者，用小青龙汤，有热者再加石膏；外寒内热者，改用大青龙汤。辛温发表起主要作用的还是桂枝，若麻黄配石膏则变辛温而为辛凉，如麻杏石甘汤、越婢汤等。

3. 桂枝配茯苓

两药相配为桂苓剂，又是仲景一大类方，是温阳化饮常用配伍方法，是"病痰饮者，当以温药和之"的常用方药。如苓桂术甘汤治疗短气有微饮、背冷咳喘之证，又治水饮上逆而见头眩逆满，气上冲胸之证。张锡纯在此方基础上加附子、人参、干姜、威灵仙，成加味苓桂术甘汤，治疗阳虚水肿，小便不利之证。又如苓桂甘枣汤，治水饮在下，脐下悸，欲作奔豚。又如苓桂姜甘汤（茯苓甘草汤），治饮停中焦，心下悸，口不渴。五苓散治膀胱蓄水，小便不利，见口渴，呕逆、头眩等。

4. 桂枝配石膏、知母

这是寒温药相配，用桂枝散寒通经止痛，用石膏知母清热降火，如白虎加桂枝汤，本来治疗但热不寒的温疟，后世用来治疗热痹。桂枝芍药知母汤，治疗寒热夹杂、寒多热少的风湿历节，现多用来治疗类风湿关节炎。

5. 桂枝配牡丹皮、桃仁

桂枝不仅能入气分，亦能入血分，和丹皮、桃仁等相配，可活血化瘀，如桂枝茯苓丸，可治妇科血瘀肿块，癥瘕害，目前该方可用于治疗子宫肌瘤、瘀血内阻的痛经、产后恶露不尽、死胎或胞衣不下等证。还有桃核承气汤，也用桂枝配桃仁，治疗下焦蓄血证。

6. 桂枝配龙骨牡蛎

此三药相配，出现在方剂中，两书中共有 4 方，即桂枝甘草龙骨牡蛎汤，治心阳虚，心神浮越而烦躁不安之证。如病情发展，见惊狂不已，卧起不安者，又当用桂枝去芍药加蜀漆龙骨牡蛎救逆汤。如病在少阳，痰热内扰，见胸满烦惊，谵语失眠，又当用柴胡加龙骨牡蛎汤。在杂病中，如营卫不和，阴阳两不足，见遗精梦交，虚烦失眠等症，又当用桂枝加龙骨牡蛎汤。

7. 桂枝配甘草

是仲景方中配对最多的二味药，二书桂枝入方的方剂约 60 来首，其中除五苓散、乌梅丸、柴胡加龙牡三方外，都是有桂枝就有甘草，两药如影随形，桂枝之辛配伍甘草之甘，辛甘化阳，外证得之能祛邪和营卫，内证得之能补虚建中气。然进一步探讨，辛甘化阳之阳以何脏为主？回答是以心阳为主。《伤寒论》64 条云："发汗过多，其人叉手自冒心，心下悸欲得按者，桂枝甘草汤主之。"药就只二味，桂枝辛甘性温，入心助阳，炙甘草甘温，益气补中，二药相伍，有辛甘合化，温补心阳之功。

四、方剂配伍规律，少而精

经方由于配伍得当，君臣佐使极有规律，故组方都比较简单，而效果都比较突出，如《伤寒论》113 方中，只有乌梅丸、柴胡加龙骨牡蛎汤和麻黄升麻汤超过 10 味药，这 3 方所治都比较复杂。乌梅丸治疗厥阴寒热虚实夹杂；柴胡加龙骨牡蛎治疗下后邪陷少阳，热邪弥漫于全身，出现胸满烦惊谵语等情志症状者；

麻黄升麻汤则为主治上热下寒、正虚阳郁之证。由于病情复杂，寒热夹杂，故方剂组成也就比较复杂。《金匮要略》也同样如此，205 方中超过十味药的只有鳖甲煎丸、大黄䗪虫丸、温经汤、风引汤、候氏黑散和乌梅丸 6 方。而其他方剂多为四五味，或六七味，有的甚至只有二三味。之所以能如此，一是药物选择及配伍极有规律，能做到少而精，二是抓住了病机关键和辨证要点。观现今之临床，处方往往在十味以上，处方达十几二十味者也不在少数，我们真应该向经方学习，在少而精上面多下功夫。

在仲景书中，一个方子往往因一味药的出入，而成为两个方，其功效和主治也就不完全相同。如苓桂剂中，苓桂术甘汤、苓桂枣甘汤、苓桂甘姜汤等，也只是一味药的不同，其方名也就有异，作用也就不尽相同，再如真武汤和附子汤，前者为茯苓、白术、芍药、附子和生姜组成，后者为附子、茯苓、白术、芍药和人参组成，其不同之处为一有生姜，一有人参。生姜能温散水气，故真武汤重在温阳化气，利尿行水；人参补中益气，故附子汤重在益阳扶正，温经散寒。

仲景还有三附子汤，即桂枝附子汤，白术附子汤和甘草附子汤，三方均为治疗阳虚寒湿滞留关节所致的痹证，若病证重在表阳虚者，用桂枝配附子，成桂枝附子汤；若病证重在里阳虚者，用白术配附子，成白术附子汤，两方出入也就在白术和桂枝不同；若表里阳均虚者，则附子、白术和甘草三药均上，成甘草附子汤。

再有《金匮》中的薏苡仁附子散和薏苡附子败酱散，两方只一味药之差，而前者治在上，"胸痹缓急者"用之。冠心病心绞痛，手足发凉而舌苔白腻者，往往有效。而后者治在下，"肠内有痈脓者"用之，目前临床常用于阑尾脓肿、慢性阑尾炎，以及内妇科多种慢性化脓性炎症。

再如越婢加半夏汤和越婢加术汤，前方中由于有半夏化饮降逆，故治疗热多水少之肺胀症，以"咳而上气"为主症。现多用来治疗哮喘。由于肺为水之上源，主通调水道下输膀胱，若肺气不得宣泄，则不能肃降利水，从而发展为水肿，这就是《金匮》所说的"上气喘而躁者，属肺胀，欲作风水，发汗则愈"。治疗又当用越婢加术汤，除宣肺清热之外，又改半夏为白术，以加强健脾除湿，利水消肿的作用，目前此方也是治疗急性肾炎水肿的常用方。

五、经方不传之秘在药量

两书都极注意药物剂量的掌握，两方药物虽同，往往由于剂量的不同，而方名和主治也就不同。如《伤寒论》中，桂枝汤治太阳表虚中风，桂枝和芍药等量。如果重用芍药，芍药倍于桂枝，则为桂枝加芍药汤，治疗太阳证下后腹满时痛。倍用桂枝，则为桂枝加桂汤，治疗奔豚气从少腹上冲心之证。又如桂枝麻黄各半汤和桂枝二麻黄一汤，两方药物一样，剂量不同，前方治疗表郁不解、寒热身痒之证，后者治疗寒热似疟、一日再发之证。又如四逆汤和通脉四逆汤，组成均为附姜草，而前者附子为一枚，干姜为一两半；后者附子为大者一枚，干姜三两。前者治疗手足寒，脉沉迟之阳虚阴盛之少阴证，而后者治疗下利清谷、厥逆面赤之阴盛格阳、真寒假热之少阴证。

《金匮》中有三方药味相同而药量不同，因而方名主治不同，这三方为小承气汤、厚朴三物汤和厚朴大黄汤。小承气汤重用大黄，治疗下利谵语而有燥矢，为胃肠实热，因燥矢内结而热结旁流之证；厚朴三物汤重用厚朴、枳实为主，治疗气机闭结，实热内结，大便不通，而导致腹部疼痛之证；厚朴大黄汤中重用厚朴大黄，治疗"支饮腹满"，而有心下时痛，大便秘结之证，有化支饮、开痞满、通大便之功。

在麻黄和桂枝的配伍中，也可看出药量的微妙变化，在麻黄汤中麻黄为君，桂枝为臣，药量三两比二两；在大青龙汤中，因有热邪在内，虽外有风寒而不欲桂枝助内热，用麻黄六两，桂枝二两；在小青龙汤中，治外寒内饮，桂枝既能助麻黄解表又可化内在之寒饮，故麻黄、桂枝均用三两；而在治疗风湿历节的桂枝芍药知母汤中，桂枝为君，麻黄只用来通经祛寒，故桂枝用四两，麻黄只用二两。对药量的掌握真是达到炉火纯青的境界。

从上可知，剂量在经方中的重要性，有人说"经方不传之秘在药量"，此话有一定道理。

其实，在后世注意药量掌握，独具匠心巧妙搭配也大有人在。如王清任几个益气化瘀的方中，均重用黄芪，剂量常十倍于其他活血化瘀药，如治疗半身不遂的补阳还五汤，治疗瘫腿的黄芪赤风汤，治疗脱肛的黄芪防风汤，治疗产后抽风的黄芪桃仁汤，都是如此比例。又如《外科全生集》阳和汤，熟地黄用一两，鹿角胶用三钱，温阳补血；而散寒通络的干姜、肉桂、麻黄，用量不超过一钱。又如《兰室秘藏》当归补血汤，黄芪和当归药量之比为五比一，充分发挥了黄芪补气生血的作用。这也说明药量的掌握反映了作者的学术思想和临床经验。

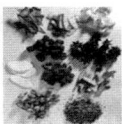

第九讲
经方验案录

经方的临床运用，不外以下三种形式，一是用其方治其证，即用仲景方，治疗《伤寒论》和《金匮》中所描述的病证，如用小青龙汤治疗外寒内饮的咳喘证，或再加石膏成小青龙加石膏汤，治饮多热少的肺胀证；用小建中汤或黄芪建中汤治疗脾胃不足的虚劳证或中虚胃痛证；用肾气丸治疗肾气亏虚肾阳不足，或阴阳两不足而以肾阳虚为主的亏损证；用甘姜苓术汤治疗腰痛，用越婢汤治疗水肿，等等。二是用仲景方治疗仲景书中以外的病证，这是属于经方活用的范例，如当归四逆汤，仲景只说："手足厥寒，脉细欲绝者，当归四逆汤主之。"而现代临床用来治疗多种疾病。如用当归四逆汤治疗肝胃虚寒胃痛，血虚寒湿偏重的痹证及坐骨神经痛、雷诺病；还有血栓闭塞性脉管炎，还有妇科血虚寒凝的痛经等。再如当归芍药散，仲景主要用来治疗肝脾失调血郁湿阻的妊娠腹痛，或妇科腹痛，而现在广泛用来治疗胎位不正、功能性子宫出血、慢性盆腔炎以及妊娠水肿等。再如将百合地黄汤合甘麦大枣汤，治疗更年期综合征、神经官能症、癔病、失眠症。三是将仲景方化裁成新方，而广泛应用于临床，这是经方活用的大手笔。如钱乙将肾气丸去附桂而成六味地黄丸，成为滋养肝肾的基本方，在此基础上又有杞菊地黄丸、知柏地黄丸、七味都气丸、八仙长寿丸、滋水清肝饮、耳聋左慈丸等。又如《局方》将仲景治疗妇女下血的胶艾汤，去阿胶、艾叶、甘草，而成补血调经的四物汤，而后世又将四物汤列为补血的基础方，由此而变化出补血活血的数十种方，大大丰富了中医治疗血证的内容。还有《医方集解》的春泽汤，用五苓散加人参，治疗气虚小便不利；《金匮翼方》当归建中汤，治疗产后血亏腹痛；《温病条辨》连梅饮，脱胎于乌梅丸，治疗热入厥阴，口渴引饮。应都属于这个范围。现将经方治疗验案举例于下。

一、喘证表虚

患者熊某妻，44 岁。患者患咳嗽气喘，时好时发，1 周前因不慎感受风寒，咳喘发作，并伴有发热多汗，胸闷纳呆，前医投以小青龙汤加减，不见有效。患者现症见咳嗽气喘，入夜加重，呼吸困难，难以平卧，发热，体温达38.4℃，汗多，喉中痰鸣，吐白沫痰，心悸不安，饮食不振，大便难，脉象虚数，舌苔白腻。诊断为喘证而兼有表虚。治宜平喘止咳，调和营卫。用桂枝加厚朴杏子汤：桂枝5克，白芍5克，甘草3克，生姜3克，红枣4枚，杏仁10克，厚朴3克。服此方2剂，咳喘见减，汗亦不多，身热已退，略思饮食，大便已解。仍守原方加黑锡丹1.5克，临卧时吞服，服药3剂后，喘息已平，安眠通宵，脉平，饮食也佳。

【按】喘证或哮证，有外寒内饮表现者，均可用小青龙汤加减施治。本病并未见无汗恶寒，头身疼痛等寒邪在表实证，而反见汗多表虚证。故前医用小青龙汤乏效，而能用桂枝厚杏汤取效。但要能达到长期完全治愈，还必须遵照"发时治肺，平时治肾"的治疗原则，用补肾纳气之品以调理善后。再者本案用药除红枣4枚，总药量才29克，服2剂便能见到效果，服5剂（后又加黑锡丹1.5克）而能收功。所谓效若桴鼓，覆杯而安，也不过如此也。

二、湿伤腰肾

患者刘某，男性29岁。患者于1958年因患输尿管结石而施行手术，术后患部（右小腹）经常闷胀不舒，腰际亦觉牵引酸痛，腰以下冷而沉重，大便秘结，小便频而混黄，口不渴，食欲及睡眠均差，苔白腻而粗，脉沉细而涩。尿检查：蛋白（＋＋＋），红细胞（＋＋＋），白细胞（＋＋），上皮细胞（＋）。患者因而一再住院治疗，并陆续应用抗生素等药，未见效。乃于1960年12月14日会诊，据上述脉证，认为湿伤腰肾，病名肾着。拟甘姜苓术汤（即肾着汤）加味：炙甘草6克，炮姜6克，云苓9克，白术9克，当归9克，杜仲9克，每日1剂。患者服此药后感觉舒适，症状渐减，守方服至24剂时，腰腹舒适，已无酸胀之感，下肢转觉温和而轻快，大便正常，沉涩之脉见起，精神、饮食和睡眠大有进步，小便检查已无异常发现。

【按】肾着见于《金匮要略》，其特征是"其人身体重，腰中冷，如坐水中……腰以下冷痛，腹重如带五千钱"；其病因是"身劳汗出，衣里冷湿，久久得之"。关于本病的治疗，《金匮要略心典》曾指出"其病不在肾之中脏，而在肾之外腑，故其治法，不在温肾以散寒，而在燠土以胜水"。本病例和肾着极为相近，故以肾着汤为主方而收效。同时因病程较久、痛而有酸感、脉象沉细而涩，故又加杜仲、当归以补肾壮腰，养血活血。其大便秘结，从整体来看，当为阴闭而非阳闭。而西医检查方面，尿化验异常，溺色混黄，似有炎症存在，但从辨证角度来看，这毕竟不是主要的，故应舍病而从证。

三、久病呃逆

某康复医院患者王某，男性，30岁。主诉经常咳嗽，伴以呃逆，辗转治疗，已历3年之久。西医诊断为：①慢性胃炎；②歇斯底里症；③慢性支气管炎。现症见咳嗽、呃逆相间而作，反复不已，情绪极度不安，影响饮食和睡眠，甚以为苦，面色苍白少华，胸脘痞闷不舒，大便秘结，舌苔薄白，口不渴，脉细弦无力。据此脉症，证系久病正虚，痰阻气滞，肺胃失其通降之常。治宜通阳降逆，拟枳实薤白桂枝汤合旋覆代赭汤：枳实7.5克，薤白7.5克，桂枝6克，厚朴6克，全瓜蒌9克，旋覆花7.5克，代赭石12克，党参9克，生姜9克，法半夏9克，炙甘草7.5克，大枣3枚。服1剂后，当夜呃逆又一度发作，曾结合针刺足三里1次，呃逆得止，次晨腑气得通，大便下黑燥屎多枚。再服3剂，呃逆消除，咳嗽显著减轻。此后停药观察，患者精神、饮食逐渐好转，面色光泽，体重增加。3年呃逆，一旦治愈，喜悦之情，不言而喻。

【按】枳实薤白桂枝汤见于《金匮要略》，有通阳开郁、温下降逆之功，主治"胸痹，心中痞气，气结在胸，胸满，胁下逆抢心"胸痹之虚实夹杂证。旋覆代赭汤治伤寒表解后，胃气虚弱，夹痰浊上逆之证。本案患者久病正虚，病邪留恋，诸药不效，若不用复方大力以赴，恐难取效。再者，两方一为治上焦的胸痹，一为治中焦气逆，主治各有侧重，故合两方而用之。肺胃同治，虚实兼顾，再配合针灸，虽不用通治呃逆的套方，而能使3年痼疾，收效于一旦。

四、妊娠风水

患者刘某，女性，35岁。因妊娠8月，全身浮肿，咳嗽气迫，入某医院治疗已7天。曾用氢氯噻嗪、利尿剂，以及中药五皮饮加白术、当归、黄芪等剂，全身浮肿反日见加剧、腹水增加、病情加重，正在考虑引产未决之际，经该院应邀会诊。诊得患者头面及全身浮肿，恶风鼻衄，咳喘不已，呕逆不能食，大便尚通，小便短赤，舌尖红，苔粗白，脉浮数有力。虽未见发热口渴之证，而肺经风水、夹有胃热之候显然可见，遂从《金匮要略》风水论治。处方越婢加半夏汤加味：净麻黄5克，生石膏12克，法半夏7克，生甘草3克，生姜5克，红枣4克，杏仁12克。连服6剂，虽汗出不多，而尿量增加，输出量大大超过输入量，每天高达2.9升，全身浮肿消失，体重由61公斤减至46公斤，心肺正常，咳喘见平，饮食睡眠均恢复正常。

【按】本例辨证着眼在肿与喘。肿属于风水，喘属于《金匮要略》咳而上气的肺胀证。仲景指出："上气喘而躁者，属肺胀，欲作风水，发汗则愈。"说明以喘为主的肺胀，因肺气不能宣降，通调水道之职失常，可发展为以肿为主的风水，两者治疗皆宜发汗。本例肿喘并作，不同于一般水肿，故用越婢汤发表清里行水，用半夏、杏仁降逆平喘蠲饮。其用药简而分量轻，但收效捷，可见本例取效不在药味多，而在选方准；消肿不在份量重，而在辨证确。

五、风寒闭肺

解放初期，有一张姓男孩，年3岁。于春寒之际突发寒热，咳呛呕吐。前医诊为风湿外感，投以银翘散之类未能见效。先父见其身热无汗，咳喘鼻煽，喉中痰鸣有声而啼声不扬，泪涕全无，口渴而不多饮，舌苔白润，脉象濡数。认为证系风寒闭肺、肺气不宣所致，法取辛温开肺。用小青龙汤加减。处方：麻黄2.4克，桂枝3克，杏仁9克，僵蚕9克，白芥子2.4克，薤白6克，郁金9克，法半夏6克，橘红3克，紫菀3克，天浆壳4只，生姜3克。服后汗出热减，咳喘亦缓，病势已见转机，乃去麻黄、杏仁、薤白、生姜，加白附子3克，百部6克。连服3剂，肺气宣畅，呼吸平顺，渐有涕泪，身热全退，病遂告愈。

【按】此证为急性支气管肺炎，属风寒外感初期，故以辛温解表收功。若至后期，见脉微肢冷、痰喘咳逆，乃病人少阴、真阳微衰之象，即西医所谓之心力衰竭是也，宜加附片、干姜、五味子、磁石、巴戟天、益智仁、补骨脂等味以温摄肾气；若见神昏惊惕、脉象弦滑，则为动风之候，宜加磁石、僵蚕、制南星、石菖蒲等味，以祛痰熄风。此据上海儿科名医徐小圃之加减法，用于临床，确有实效。天浆壳为萝藤科植物萝摩的果壳，其性味咸平，《中药大辞典》载其功用主治为"清肺化痰，治咳嗽痰多，肺风痰喘，百日咳，惊痫，麻疹不透"，为徐氏喜用药物之一。

六、风湿发热

患者郑某，男性，21岁。发热恶寒，时汗出，已20余日，经中西药物治疗效果不显。诊得患者发热，时高时低，一般上午发热高达40℃许，下午38~39℃，并伴有恶风寒；热度减退时汗出，但仅限于上半身；咳嗽痰白，全身疼痛，咳时牵引胸胁更痛；心悸心慌，精神不安，口苦口渴但不思饮，大便结，小便深黄，舌苔白而中见黄苔、根部黄腻，脉数（每分钟120次）。诊为风湿发热，治宜解表祛风化湿，方用麻黄杏仁薏苡甘草汤加味：麻黄3克，杏仁10克，生薏苡仁12克，甘草3克，连翘5克，茵陈10克，秦艽6克。服此方1剂，即全身得汗出，热退身凉，神情安静，大便解，小便淡黄而长，脉数见减（每分钟84次），身痛亦大减，惟咳嗽胸痛未除，吐白色稠痰，舌根仍黄腻。改从理肺化痰止咳施治。生薏苡仁15克，冬瓜仁15克，瓜蒌仁10克，射干5克，茵陈10克，橘络3克。服此方4剂，脉平舌净，咳嗽减轻，大小便正常，饮食精神均佳，遂予停药。

【按】《金匮要略·痉湿暍病脉证治》指出"病者一身尽疼，发热，日晡所剧者，名风湿……。可与麻黄杏仁薏苡甘草汤。"本案有身疼发热，恶风寒，汗出不透等风湿在表之症，和此条所述大致相同。所不同者，此病潮热不在下午而在上午，而且又有恶寒、咳嗽、胸痛等症，故以麻杏苡甘汤解表祛风、退热化湿，之后又从肺施治收功。此外，急性肾炎见风湿在表者，麻杏石甘汤也颇为有效。

七、湿热发黄

某医院住院患者曹某，男性，33岁。于1961年6月16日第二次入院（在急性肝炎期曾住院治疗，好转出院），患者腹胀，食减乏力，肝区有压痛，可触及一横指，质软。经化验检查，确诊为慢性肝炎，住院治疗1月余无效，于8月9日会诊。症见面色带黄，巩膜黄染，脘腹作胀，食后更甚，口不渴，夜不安寐，四肢倦怠，大便闭结，小便混黄不清，舌苔白腻中黄，脉象濡缓。证属太阴湿滞夹热发黄，治从脾胃着手，以降浊利湿，兼以清热，采用茵陈胃苓汤加减：茵陈18克，苍术9克，厚朴6克，青皮6克，云茯苓9克，泽泻6克，郁金9克，鸡内金9克，杏仁泥9克。水煎服，日1剂。连服10剂，大便畅通，小便转清，腹胀大减，肝区痛也见消失，巩膜黄染见退，精神转佳，饮食、睡眠也大有进步，舌已净，脉缓，肝功能也基本恢复正常。

【按】黄疸的发生多离不开湿，《伤寒论》指出"阳明病，无汗，小便不利，心中懊恼者，身必发黄"。因为在这种情况下，湿邪无出路，则郁遏于体内而发黄。关于黄疸的治疗，《金匮要略》指出"诸病黄家，但利其小便，假令脉浮，当以汗解之"，从小便与汗驱逐湿邪外出。本例患者，湿热熏蒸则发黄，胃中苦浊则腹胀食少，湿浊下流则小便混黄不清，治以茵陈胃苓汤清化湿浊，湿浊去则诸症也随之而消。

八、脏躁病夜游

王某，女性，10岁。其家长云患儿聪明好学，成绩名列年级前茅。但患儿从3~4岁起，即患夜游症，1月3~4次，有时午睡也发作，家长甚为担忧着急。平时症见怕热汗多，手心及皮肤较热，大便干结，舌尖红而少苔，脉细而稍数。从脏阴不足，神不守舍施治，以《金匮要略》法养阴安神。处方：生地10克，百合10克，生甘草6克，大枣5枚，麦冬10克，酸枣仁8克，五味子6克，蝉蜕6克，莲子心6克，云茯苓10克。服药14剂后，未再出现夜游现象。

九、百合病出走

傅某，女性，28岁。患者得病4~5年，发作时神志欠清，骂人但不打人，常不辞而别，到处乱走，开始时能自行回家，继则不能回家，须家人外出寻找。不发时神志清楚，但心烦口干，头痛，失眠严重；或自言自语，滔滔不休，或闷闷不乐，悲伤哭泣；口渴而不多饮，大便干而难解，或1~2日一行，或数日一行；月经错乱，色紫不鲜，间有瘀块；舌苔黄，脉细弦缓。诊为阴血不足，心神不宁，胆胃夹热，并有瘀血。拟用百合地黄汤合十味温胆汤化裁。处方：生地15克，百合15克，黄连6克，竹茹10克，陈皮8克，法半夏10克，茯苓15克，酸枣仁12克，炙远志10克，丹参15克，珍珠粉2.5克。同时配服血府逐瘀口服液，每日3次，每次1支。患者因家住农村，当时无法知其疗效，一年半后，其夫带一相似患者来就诊，云其妻服妻14剂后，至今未有出走现象发生。

【按】以上两例，均属神志异常方面的疾病。在《金匮要略》中，有关神志异常疾病比较全的方证当属百合病和脏躁证。前者神志恍惚、口苦小便赤、其脉微数，治以百合地黄汤为主；后者喜悲伤欲哭、像如神灵所作，治以甘麦大枣汤。二者虽似两个病证，但都和神志有关，其因都不外乎阴虚脏燥，故两方在临床上常可合并应用。在第二个病例中，患者发则神迷出走，平素或语言不休，或悲伤欲哭，和《金匮要略》描述比较接近；大便干结则其阴虚肠燥可知。故选用百合、地黄为君药，配以十味温胆汤化裁，以清胆和胃、宁心安神，且月经色紫有瘀块，配用血府逐瘀汤活血化瘀。第一个病例为一小女孩，突出症状为夜游，虽无百合病脏躁证的相似表现，但从其怕热汗多、身热便干等症来看，诊其为脏阴不足、神不守舍，当比较确切，故能用《金匮要略》治法取得较好疗效。再者百合地黄汤合甘麦大枣汤及酸枣仁汤等，治疗脏躁阴虚所致失眠，也多有效验。

十、糖尿病

患者涂某某，女，58岁，2000年5月22日初诊，自诉当年春节后，口渴逐渐明显，时欲饮水，并喜凉饮，日需两热水瓶；食欲也旺，常有饥饿感，故食量较大，但人却逐渐消瘦；同时小便增多，夜尿二三次，前阴痒，时有口苦，舌苔薄黄，脉细弦稍滑。4月28日检查，空腹血糖16毫摩尔/升，服西药效果不显，故来就诊。诊为肺胃热盛，灼伤津液，用白虎人参汤加味：生石膏30克，知母、太子参、天花粉、生地、黄精、北沙参各15克，竹叶、麦门冬各12克，甘草8克，大枣7枚，粳米一撮。同时配服黄连素片，患者共服药50来包，8月14日来复诊，云7月13日空腹血糖为7.3毫摩尔/升，口渴不明显，其他症也大为减轻，改用下方调治：黄芪、太子参、生地、黄精、天花粉、淮山药各15克，白芍、竹叶、地骨皮、乌梅各12克，黄连8克。9月8日空腹血糖6.7毫摩尔/升，10月9月空腹血糖5.3毫摩尔/升，后只用黄连素进行维持。至2001年4月6日，患者带邻居来看病，云病情无反复，饮食基本正常，血糖维持在5.0～6.0毫摩尔/升之间，日常只是服用黄连素而已。

【按】《金匮》消渴病的辨证论治，早已有上、中、下三消分型论治的初型。即上消以口渴为主，为肺胃热盛津亏，治用白虎加人参汤；中消以消谷多食为主，为中焦热盛，书中未出方，后世李东垣补用调胃承气汤，现代熊曼琪倡用桃核承气汤，有异曲同工之妙；下消以饮一溲一为主，为阳虚肾亏，釜底缺薪，治用肾气丸。其上消条文指出"渴欲饮水，口干舌燥者，白虎加人参汤主之"，这是治疗上消的经典方法。早在 1976 年，富杭育在《中医药研究》中报道，白虎加人参汤有降低大鼠实验性血糖的作用，但用其中单味药作试验，仅知母、人参有明显的降血糖作用，知母配石膏，或人参配石膏均能增强作用；但知母配人参，降血糖作用反见削弱，人参用量越大，作用越弱，知母、人参用量为金匮中的 6∶3 时，则作用尚能保存。这说明方中主药知母和人参之间有拮抗作用，而石膏有协调作用，再通过甘草、梗米的相辅作用，共同发挥降血糖的效果。本方组成有近 2000 年历史，其选药和用量，如此巧妙，出神入化，真是令人不可思议。

除白虎加人参汤外，笔者还喜用降糖甲片中的黄芪、太子参、生地、天花粉、黄精为基本方进行治疗，有一定效果。此外黄连素片，每日 3 次，每次 4 片，也有一定效果。

十一、三叉神经痛

王某某，女，70 岁。2006 年 10 月 6 初诊，从今年 8 月份起，左脸患带状疱疹，经治疱疹虽退，却引起左边三叉神经痛，痛如刀割难以忍受，痛而有烧灼感，左脸麻木，说话饮食等都受到影响，口苦，舌苔黄，脉细弦。经用龙胆泻肝汤、散偏汤加清热解毒药，以及虫类药、羚羊角、牛角等治疗，均不见有效。从清解阳明经热毒入手，用葛根芩连汤加味：葛根 15 克，黄连 6 克，黄芩 8 克，白芍 30 克，晚蚕砂 15 克，薏苡仁 15 克，蕲蛇 8 克，全蝎 5 克，玄参 15 克，赤芍 15 克，甘草 8 克，10 月 13 日，二诊，云服上药 3 剂，痛势减去十之八九，精神好转，人觉舒适，能做家务活，再以上方加减收功。

【按】葛根黄芩黄连汤出自《伤寒论》，原治阳明协热下利而表未解者，然不管有表无表，本方均可用以治热利。方中葛根清透邪热，又能升发清阳，用以治阳明经脉病证，甚为合拍，患者病在面部，而痛有灼热感，口苦苔黄，当为热毒伤及阳明经脉，故用葛根芩连汤，葛根引黄连黄芩清解阳明热毒，加上其他祛风止痛药的作用，因而取效。

十二、胆结石

蔡某某，女，36 岁。1986 年 6 月 25 日初诊，患者自诉 10 天前开始感右上腹疼痛，连及腰背部和两胁胀痛，伴恶心欲呕，不思饮食，大便干，舌尖红，苔薄黄，小便亦黄，脉弦。一周前 B 超检查为：①胆管结石，胆囊肿大；②右肾区及左肾区均有结石。辨证为胆胃不和，热郁气滞，以小陷胸汤合温胆汤加减施治。瓜蒌皮 15 克，黄连 5 克，法半夏 10 克，陈皮 8 克，枳壳 10 克，竹茹 8 克，茯苓 15 克，郁金 10 克，山楂 15 克。至 1993 年 12 月，时隔 7 年许，患者丈夫带另一结石患者来诊病。云其妻服上方 7 剂后，甚有效验，症状全部消失，且从未复发，B 超检查胆管结石消失，胆囊大小正常。双肾结石已手术摘除，现健康状况良好。

【按】小陷胸汤原治痰热结胸，条文云"小结胸病，正在心下，按之则痛，脉浮滑者，小陷胸汤主之"。方中黄连清泄心下之热，半夏化痰散结，瓜蒌皮理气开结，一方中虽只三味药，然有辛开苦降，清热化痰，理气开结之效，用以治胆囊炎、胆结石以及胃炎等，常合温胆汤等取效。然如本案之取效迅速，则不可多见。

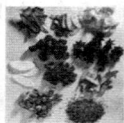

第十讲 失眠证治方药

人生活在天地之间，与大自然息息相通，自然环境每时每刻都在影响着人类，而人类也每时每刻都在适应着自然环境，这便是天人相应的现象和观念，而其中表现得最突出的，便是睡眠，人和动物概莫能外。太阳出来，天际放亮，人和动物都苏醒过来，开始了一天的活动，而太阳下山，大地暗寂，人和动物都进入了睡眠。日复一日，月复一月，年复一年，这是历经千万年而形成的规律。

睡眠是人类重要生理活动，睡眠占去人类生命的 1/3 左右，它有时甚至比食物更重要，它是人类千万年适应自然而形成的一种规律性的自我保护抑制。如果这种抑制规律受到冲击，睡眠受到干扰，或迟迟不能入睡，或小睡即醒来，或时醒时睡，或睡中梦多睡不解乏，等等，这些都属于失眠或不寐。现今社会，由于生活节奏的加快，工作压力或生活压力太大，或由于夜生活的过多过长，或由于接受生活挫折、感情变化、经济顿挫的能力太差，失眠的患者越来越多，据统计大约有 1/3 的成年人有睡眠障碍。引起失眠的原因，临床上常见的不外以下几个方面。

（1）情志所伤。或由于家庭不和，或由于失去亲人，或由于工作压力太大，导致忧伤愁闷，心神不安而致失眠，如张景岳所说"思虑劳倦惊恐忧疑，及别无所累而常多不寐者，总属真阴精血不足，阴阳不交，而神有不安其室耳"。

（2）心血不足。心主血而藏神，心为神明之府，能统摄协调五脏，主持精神、意识和思维活动，神气充足则身体强壮，精神充沛，面色红润，两目有神，而且睡眠安好。若心血不足，神失所藏，便会出现失眠，精神也会逐渐衰弱。故张景岳指出："寐本乎阴，神其主也，神安则寐，神不安则不寐。"

（3）肝不藏魂。《内经》说"肝藏血，血舍魂"。魂发于心而受于肝，其活动随神往来，人醒则魂随神而游于外，人卧血归于肝，而魂也返于肝。如《医经精义·上卷》所云："昼则魂游于外而为视，夜则魂归于肝而为寐。"若肝有邪，则魂不得归；或肝血不足，不能涵养神魂，均能导致失眠。正如《血证论·卷一》所说："肝之清阳，即魂气也，故又主藏魂。血不养肝，火扰其魂，则梦遗不寐。"

（4）阴亏脏躁。《金匮》提到"妇人脏躁，喜悲伤欲哭"，脏躁为心肝血亏，脏阴不足；阴虚则生内热，虚热躁扰，因而出现心神不安，烦躁不宁，情绪敏感，较易激动，常悲伤欲哭等症状，同时，还有失眠，睡眠不安，容易惊醒，或夜梦纷纭睡不解乏等。此外常有百合病，也常以神志恍惚心烦失眠为主症，其病因也在于心肺阴亏，虚热内扰。

（5）胆胃不和，早在《内经》就提出了"胃不和则卧不安"的论断。在脏腑中，脾主升清，胃主降浊，胃以通为顺，以降为和，若饮食停积，或痰热内停，致胃失和降，而胃络通心，因而出现卧不安，另一方面，肝气宜升，胆火宜降，而胆火下降依赖于胃气下降，因此胃气失于和降，也往往导致胆火不降，故尔临床上常"胆胃不和"相提并论。

以下提供失眠验案数则，供读者研究参考。

一、胆胃不和

案一 傅某某，女，57岁。2008年5月2日初诊，自诉从50岁绝经起即心烦失眠，脾气急躁，口苦口黏，饮食较差，口中常有痰涎。往往上床2小时后才能入睡，并时睡时醒，整夜只能睡二三小时许，舌苔淡黄而润滑，脉沉细。从痰热内蕴，胆胃不和施治，黄连温胆汤加减。黄连6克，竹茹12克，陈皮8克，法半夏12克，茯苓15克，酸枣仁15克，五味子8克，炙远志8克，石菖蒲8克，佛手8克，生甘草8克。5月12日二诊，服上药7剂，上床半小时便能入睡，整夜能睡六七小时，再以上方加减善后，至5月30日遇患者，云睡眠一直良好。

案二 陈某某，男，42岁，中学教师，2006年8月25日初诊。自诉由于带毕业班工作压力大，精神紧张，五六年来经常失眠，夜间难以入睡，睡后易惊醒，每夜只能入睡二三小时，有时彻夜不寐。口黏口干，咽中有异物感，有些许痰涎，手心有时发热，脉细缓，舌质淡，舌苔薄黄稍腻，证属痰热内蕴，胆胃不和。治用十味温胆汤加减。黄连6克，竹茹10克，法半夏10克，枳壳8克，陈皮8克，茯神15克，酸枣仁15克，党参15克，炙远志10克，五味子8克，琥珀 6 克（冲服）。9 月 11 日二诊，云现每夜能睡 5 小时许，舌苔灰黄而不腻，仍守上方治疗，去黄连、竹茹，加夜交藤 30 克，合欢皮 18。9 月 27 日三诊，云现能入睡五小时许，精神好转，人觉舒适，仍守方加减收入功。

【按】以上两案均以温胆汤加减取效。考温胆汤出自《千金要方》，组成为半夏、陈皮、枳实、竹茹、甘草、生姜。其后《三因方》在此方基础上加茯苓、大枣，亦名温胆汤，后世所用温胆汤，多沿用《三因方》的组成。其适应证为痰热不寐，心烦惊悸，口苦苔黄，眩晕痰涎等，凡痰热内扰，胆胃不和所致癫狂、眩晕、失眠、胸痹、胃痛等，都可在此方基础上加减治疗。本方取名温胆实为清胆，故陈修园在《时方歌括》中指出"温之者，实凉之也"。因在人体中脾气宜升，胃气宜降；肝气宜升，胆火宜降。然非胃气下行，则胆火不降，故方中用二陈和胃降逆，胃气降则胆火下降，胆火降则能恢复胆府温和之性，故方名温胆。若痰热较甚者，加黄连，便成《六因条辨》的黄连温胆汤；若去竹茹，加酸枣仁、远志、熟地、人参、五味子，便成《证治准绳》的十味温胆汤，治痰热内扰而又气血不足，心虚胆怯、心悸不寐等精神情志方面异常的病证。两案均以失眠为主症，而所以用温胆汤为主方，因为两患者均有咳吐痰涎一症。且舌苔或薄黄稍腻，或淡黄而润滑，应该指出，痰热内蕴的辨证，关键在舌苔，苔黄而腻，黄而润滑，应为使用温胆汤的主要依据。

二、少阳寒热夹杂

案一 患者万某某，女，72 岁，2009 年 4 月 8 日初诊。自诉近半个月末，每天都作冷作热，作冷时怕风，背部尤冷；作热对头晕不舒，口干而喜热饮，但量体温并不高。食欲较差，二便一般。夜寐失眠，入睡困难，一般只能睡 2 小时许，甚则彻夜不寐，甚以为苦，脉细弦，舌上少苔。从和解寒热，重镇安神施治，柴胡加龙骨牡蛎汤加减主之。柴胡 10 克，党参 15 克，法半夏 10 克，桂枝 8 克，杭白芍 10 克，黄芩 8 克，天花粉 12 克，茯苓 15 克，生龙牡各 30 克，酸枣仁 15 克，甘草 8 克。4 月 15 日二诊，云服首剂药当晚就睡眠良好，夜寐能入睡五六小时，梦少睡酣。患者甚为高兴，寒感也大为减轻，只还有些背冷怕风，守上方加减善后。

案二 曾某某，男，42 岁。2006 年 9 月 22 日初诊，自诉半年来头晕头紧，心悸心慌，烦闷不安，虽活动走路正常，但静站则不稳，夜寐较差，每夜只能入睡二三小时许，夜寐纷纭，似睡非睡；怯冷，不喜空调；口味尚可，二便一般，脉细弦，舌苔黄厚而板紧。法宜调和阴阳，镇潜安神，柴胡加龙骨牡蛎汤加减主之。柴胡10克，法半夏12克，黄芩10克，桂枝8克，党参12克，制大黄8克，茯神15克，白芍12克，酸枣仁15克，生龙骨、牡蛎各30克，甘草8克。9月29日二诊，头晕大减，心悸顿失，每晚能入睡五六小时许，自云半年来从未有如此之舒服。守上方去大黄，加黄连，并加灵磁石、淮牛膝。三诊仍睡眠良好，站立不稳也大有减轻。

【按】上两案均以柴胡加龙骨牡蛎汤加减而取效。本方出自《伤寒论》107条，"伤寒八九日，下之，胸满烦惊，小便不利，谵语，一身尽重，不可转侧者，柴胡加龙骨牡蛎汤主之。"从原文、方剂，及后世运用经验来看，本方证病机可用以下16字概括，即邪入少阳，痰热内扰，虚实互见，情志异常。方中铅丹有毒，不宜用，用赤石脂或灵磁石代；方中大黄，大便不干结者不用，或用制大黄代，只取其清热泻火，而不用泻热通便，万某某案，寒热往来，忽冷忽热，病在少阳可知，但口干舌上少苔，故不用大黄而用天花粉代。曾某某案，舌苔黄厚而板紧，内热深代可知，虽大便一般，而用制大黄直清内热。至于龙骨、牡蛎，乃镇静安神，潜阳益阴，敛正气而不敛邪气之良药，失眠烦惊者用之，甚为合拍。

三、肝血不足

案一 夏某，女，37岁，2008年元月4日初诊，自诉一月多以来，夜寐失眠，晚10许上床，凌晨二三点钟即醒，常躁热汗出，口干饮水多，手足心热，夜尿三四次，常有腰酸耳鸣，脉沉细，舌苔薄黄，诊为心肾两亏，阴虚内热。用酸枣仁汤合生脉加味施治。酸枣仁15克，知母12克，茯神15克，丹参15克，太子参15克，麦门冬12克，五味子8克，淮山药15克，杜仲12克，牛膝12克，益智仁10克。元月14日二诊，云睡眠时好时差，不稳定，但腰酸手心热减轻，无夜尿，守上方去杜仲、牛膝，加夜交藤30克，生地、百合各15克，3月6日三诊，云夜能睡六七小时，但汗多，守上方加浮小麦30克。至12月3日，患者因咽痛来求诊，云睡眠一直良好。

案二 彭某某，女，36岁。2008年4月28日初诊，自诉4年前因分娩做妈妈后，生活规律改变而导致失眠，每晚难以入睡，夜梦纷纭，似睡非睡也只有一二小时，其他时间则非常清醒，时躁热不宁，心悸汗出，手心发热，脉沉细，舌苔薄白，诊为肝血不足，心神不宁，服甘麦大枣合百合地黄汤加味后，每夜能睡三四小时，但精神仍差，大便干结。5月19日二诊，改用下方：酸枣仁15克，知母10克，茯神15克，丹参15克，太子参15克，麦门冬12克，五味子8克，生地15克，百合15克，合欢皮15克，夜交藤30克，郁李仁12克。并加红酒一小杯为引。6月6日三诊，云近月来每夜入睡达六七小时，上床半小时即能入睡，精神好转，大便通畅，其他各症亦大有减轻。

【按】 以上两案均为用酸枣仁汤合生脉饮百合地黄汤等加减治疗。酸枣仁汤出自《金匮》虚劳篇，道是"虚劳虚烦不得眠，酸枣仁汤主之"，主治心肝两脏阴血不足，虚热内扰所致失眠，笔者治疗失眠常以此方为基本方，方中川芎常以丹参代之，以其养血安神之力较强。若有心悸汗出神疲等症，笔者又常合以生脉饮，以益心气养心阴安心神。至于郁李仁，据《宋史·钱乙传》记载："一乳妇因悸而病，既愈，目张不得瞑。乙曰，煮郁李酒饮之醉，即愈。"并说，目内系肝胆，恐则气结，郁李仁能去结，随酒入胆，结去，目则能瞑矣。故笔者治失眠，大便结梦多者，往往用之，并以红酒为引。近来国内医家亦有此报道。

四、脏躁阴亏

案一 患者钟某某，女，48岁，2006年11月29日初诊，患者云一年半前，因丈夫酗酒后打人，精神紧张压力较大，夜寐严重失眠，每夜只能入睡二三小时，或三四小时，经服中西药物，只能取效于短时，继而又失眠严重，无口干便结手心热等明显阴虚症状，但肌肤较常人热，脉沉细舌苔薄白，月经已断。诊为阴虚脏躁，心神不宁，处方：生地15克，百合15克，甘草8克，大枣7枚，淮小麦30克，酸枣仁15克，知母10克，丹参15克，佛手8克，夜交藤30克，珍珠粉0.6（冲服）。12月8日复诊，药后能入睡六七小时，精神轻松，情绪安定，继守上方巩固疗效，2007年1月，患者依然睡眠良好，情绪稳定。

案二 王某，女，56岁。2006年9月29日初诊，云半年前因堂姐病逝而受刺激，情绪低落，常悲伤欲哭，心慌心悸，饮食乏味，口干饮水多，每夜只能睡三四小时，二便正常，两寸脉沉细，舌苔薄白，诊为脏躁阴亏，心神不安，用《金匮》法施治。百合15克，生地15克，淮小麦30克，太子参15克，麦门冬12克，五味子8克，酸枣仁15克，炙远志8克，石菖蒲8克，佛手8克，甘草8克，大枣7枚，10月11日二诊，服药后能入睡五六小时，精神情绪也较前好转，但食欲仍差，守上方加西砂仁 6 克，以巩固疗效。

【按】以上两案均是按《金匮》有关条文进行辨证论治。百合地黄汤是治疗百合病的主方，百合病往往出现一些心神不安和饮食行为失调的症状，如欲卧不能卧，欲行不欲行，饮食时好时坏，如寒无寒，如热无热等，都是些恍恍惚惚，捉摸不定的无形之症，可供辨证的只有口苦、小便赤、脉微数，是属于心肺阴虚内热。甘麦大枣汤是治疗脏躁的主方，"妇人脏躁，喜悲伤欲哭，像如神灵所作，数欠伸，甘麦大枣汤主之。"这两个方证的共同特点，一是均多见于妇人，二是都有阴虚内热的病机存在，三是都有心神不安，情志异常的一些症状。故两方常可合用，用来治疗神经官能症、更年期综合征、不寐症、夜游症等。以失眠为主者，可合酸枣仁汤；口干苦少者，可加知母、天花粉；心悸心慌不宁者，可合生脉饮；有低热者，可加滑石、白薇和牡蛎。

五、心脾两虚

患者郭某某，女，27 岁，初诊 2009 年 5 月 18 日，自诉近二年来失眠严重，主要表现为入睡困难，往往上床二三小时后才能入睡，一夜只能睡四五小时，且梦多，睡不解乏，甚以为苦。精神疲倦，脸色少华，食欲差，饮食减少，大便二三日一行，却难以成形，脉沉细，舌苔薄白。从养心健脾施治。炙黄芪 18 克，党参 15 克，白术 10 克，茯神 15 克，当归 12 克，酸枣仁 15 克，西砂仁 6 克，夜交藤 30 克，淮小麦 30 克，淮山药 18 克，甘草 8 克，5 月 25 日二诊，患者欣欣然告之，服药后半小时之内便能入睡，一夜能睡六七个小时，精神好转，大便亦能成形，再以上方加减调理善后。

【按】本案患者，一方面睡迟梦多，是病在心也；另一方面食少便溏，是病在脾也，故诊为心脾两虚，而治用归脾汤化裁。失眠为何和脾有关，因脾为后天之本，为气血生化之源，心血亦来源于脾，"中焦受气取汁，变化而赤是谓血"，脾气健运，气血旺盛，心血也就充足，因而睡眠得到改善。

失眠已成为现代社会的常见病症，失眠轻则影响生活和工作，进一步则影响身体健康，重则导致心理恐惧，悲欢厌世，对生活失去了兴趣。能睡上一夜好觉，成为患者梦寐以求的心愿和渴望。有人统计全国三十多位名中医治疗失眠最多的十味中药分别为：夜交藤、酸枣仁、浮小麦，生龙骨、生牡蛎、珍珠母、五味子、白芍、生地和茯苓。其实，夜交藤一药正式入方药书比较晚，至少在明代李时珍《本草纲目》尚未单独入选，只在何首乌一词中谈及其茎、叶，也未提及其治疗失眠的作用，只云何首乌茎、叶主治"风疮疥癣作痒，煎汤洗浴，甚效"。最早收载夜交藤的可能是清初张璐的《本经逢源》。到了清末民初张山雷的《本草正义》才谈到夜交藤，"今以治夜少安寐，盖取其引阳入阴耳。然不寐之源泉亦非一端，苟不知从病源上着想，而惟以此为普通品，则亦无效。"由此可知，到清末民初用夜交藤治失眠已经很盛行了，现代动物实验证实，本药有镇静催眠作用。可见中药的临床运用，也是在不断地发展和丰富起来。至于酸枣仁是治疗失眠的经典药物，仲景用酸枣仁汤治虚烦不得眠，是经典名方。但到后代，酸枣仁有生用熟用之分，如李时珍认为酸枣仁"甘而润，故熟用疗胆虚不得眠，烦渴虚汗之证；生用疗胆热好眠，皆足厥阴，少阳药也。"至清代张璐《本经逢原》则更一步提出："酸枣仁熟则收敛津液，治疗胆虚不得眠，烦渴虚汗之证；生则导虚热，故疗胆热好眠，神昏倦怠之证。"其实，在历史上就有人不同意这种分法，验之临床也未见有报导，但现都熟用，也是事实。但由于酸枣仁甘、平，故应用面较广，配伍不同药物，而能治疗各种失眠证。血虚有热者用之，如酸枣仁汤；心脾两虚气血不足者用之，如归脾汤；胆胃不和，痰热内蕴者用之，如十味温胆汤；心肾不足，阴亏血少而致失眠健忘者亦用之，如天王补心丹等。

杨志一年谱

1905年　生于江西省吉安县万福乡官溪村。

1918年　在家乡发蒙读书。

1921年　寄宿就读于吉水外婆家。

1922年　进入上海市上海中医专门学校学习。

1926年　参与创办《医界春秋》，任编辑部主任。

1927年　在上海中医专门学校毕业，在上海悬壶行医。

1930年　参与创办《幸福报》，后改为《大众医学月刊》。

1931～1937年　出版发行《胃病研究》、《吐血与肺痨》、《四季传染病》、《精神病疗法》、《大众验方集》、《儿病须知》、《妇科经验良方》、《食物疗病常识》、《青年病全集》、《家庭医药宝库》、《神经衰弱浅说》、《补品研究》等中医药著作。

1937年　《医界春秋》停刊。

1938年　从上海返回江西省吉安县，在吉安市行医开业。

1953年　至南昌市江西省中医实验院工作。

1958年　至江西省中医药研究所工作。

1961年　加入中国共产党，参加全国中西结合研究工作会，为会议撰写《急慢性血吸虫病的六经分类治疗》一文。

1966年　在血防第一线湖口县身染重病，经治疗无效而不幸逝世。

杨扶国年谱

1936年　出生于上海。

1938年　因抗战爆发，随父母返回吉安县。

1945年　抗战胜利，进吉安市吉安师范附属小学读书。

1950年　附小毕业，考入吉安市白鹭州中学读书。

1956年　中学毕业，同年考入广州中医学院（今广州中医药大学）读本科六年。

1962年　广州中医学院毕业，同年分配至江西中医学院工作。

1965年　至江西中医学院莲花分校工作，次年返回江西中医学院。

1969年　江西中医学院和江西医学院合并为江西医科大学，随该大学迁至江西省吉安市青原山。

1973年　在江西省药科学校的基础上，恢复江西中医学院，随校返回南昌。

1975年　作为江西中医学院知青点带队干部，在江西永修知青点工作。

1976年　主编《中医药文摘汇编》。

1977年　至中医研究院西苑医院进修学习。

1979年　晋升为讲师，并于同年加入中国共产党，任中医内科教研室主任。

1980年　参加全国中医学院第四版中医教材中医内科学的编写工作。

1981年　任江西中医学院教务处副处长，编辑出版《杨志一医论医案集》。

1982年　晋升为副教授。

1983年　被任命为江西中医学院院长。

1984年　任江西中医学会会长，参与校注出版《喻嘉言医学三书》。

1985年　参加全国中医学会第二次代表大会，被选为该会理事。

1987年　随江西省高校访问组，到美国访问参观。

1989年　晋升为教授。

1990年　到法国进行中医药讲学交流。

1992年　获国务院特殊津贴。

1993年　到澳门进行中医药学术交流。

1994年　第二次到法国进行中医药讲学交流。

1996 年　因到年龄被免去江西中医学院院长职务，任江西省决策咨询委员会常委。

1998 年　任江西省政协委员会常委。

2000 年　主编出版大型中医文献著作《中医藏象与临床》。

2001 年　编著出版《全国百年百名中医临床家——杨志一》一书。

2002～2004 年　任江西大宇学院副院长。

2006 年　至广州中医药大学为全国中医经典著作讲习班上课。

2008 年　为江西中医学院全国经典著作讲习班上课。

2011 年　为深圳市中医经典与临床高级研修班上课。